全民营养公开课

健康细节饮食术

姜丹　王兴国 —— 著

U0225727

中国妇女出版社

图书在版编目（CIP）数据

全民营养公开课．健康细节饮食术 / 姜丹，王兴国
著．-- 北京：中国妇女出版社，2021.6
ISBN 978-7-5127-1779-4

Ⅰ.①全… Ⅱ.①姜…②王… Ⅲ.①膳食营养-基
本知识 Ⅳ.①R151.4

中国版本图书馆CIP数据核字（2021）第058800号

全民营养公开课——健康细节饮食术

作　　者：	姜　丹　王兴国　著
责任编辑：	陈经慧
封面设计：	季晨设计工作室
责任印制：	王卫东
出版发行：	中国妇女出版社
地　　址：	北京市东城区史家胡同甲24号　　邮政编码：100010
电　　话：	（010）65133160（发行部）　　65133161（邮购）
网　　址：	www.womenbooks.cn
法律顾问：	北京市道可特律师事务所
经　　销：	各地新华书店
印　　刷：	三河市祥达印刷包装有限公司
开　　本：	150×215　1/16
印　　张：	17.25
字　　数：	220千字
版　　次：	2021年6月第1版
印　　次：	2021年6月第1次
书　　号：	ISBN 978-7-5127-1779-4
定　　价：	49.80元

我和姜丹老师长期从事饮食营养科普与营养师培训工作，讲授过很多不同形式的营养课，粗略统计每年都有数百学时。于是，很自然地，我们想把这些营养课程的核心和精髓整理出来，再结合自己的实践经验，写成一套覆盖饮食营养学实用知识点、适合所有人阅读的科普书。因为这套书的内容和创意都是从此前的营养课程而来，所以我们冠它"全民营养公开课"之名。

饮食营养学首先是一门科学，由理论、原则、证据、数据、标准等要素构成，难免带着一些书本气。饮食营养学又是非常实用的知识，与每个人的日常生活密不可分，而人们日常饮食可谓千差万别、丰富多样。因此，如何让饮食营养科学落地、接地气，帮助人们吃出健康，就成了一个关键问题。我们这套书解决的正是这个问题，既不要偏离营养科学原则，又不要脱离饮食生活实际；既要有理有据有理论支持，又要结合我们自己的实践经验，科学性与实用性并重。

正因为本套书强调的是我们自己的饮食营养实践，有很多经验分享，又是用科普手法写作，所以避免了"课程""老师"带有的高高在上和教条倾向，通篇娓娓道来，突出细节和可操作性，还对一些必须使用的专业术语，如"可食部""膳食模式""ω-3 脂肪酸""一级致癌物""添加糖""益生菌"等进行专门解释。此外，在每一章细致的讲解之后，汇总归纳了"关键营养信息"，以方便读者掌握重点内容。

　　写作出版本套书之时恰逢新冠肺炎疫情困扰全球，身体健康和防疫"绿码"成为人们关注的焦点。实际上，科学饮食、合理营养一直是促进健康、远离疾病的"绿码"，其作用像戴口罩、勤洗手一样有效且值得重视。也唯有重视，理念先行，人们才会在日常饮食生活中做出改变，落实营养科学原则。作为有着近30年临床营养工作经验的营养师，我希望大家都能做到这一点。如是，本书就能最大限度地帮助它的读者。

王兴国
2021年4月　大连

　　从2009年研究生毕业到现在的十多年时间里，我给社区、企业、机构、学校、幼儿园、政府机关等做过数百场饮食营养讲座，写过不少营养科普文章，还教过不少营养师学生。但有一天，我突然发现，我妈妈竟然听不懂我给她讲的饮食营养知识。当我给她讲解蛋白质、碳水化合物、脂肪、维生素，以及鱼、肉、蛋、奶、蔬菜、水果和五谷杂粮如何搭配组合时，妈妈一脸茫然。

　　"做我妈妈都能听明白的营养科普！"从那以后，我一直致力于将营养科普做得更简单、更通俗、更贴近百姓日常饮食生活，让人一听就懂、一学就会、一用就有效。这就是我创作"全民营养公开课"丛书的初心。

　　"全民营养公开课"汇集了饮食营养科普的精华，是一套非常接地气的百姓营养全书，套书分为"健康细节饮食术"和"自我健康管理术"两册，共30讲内容。"健康细节饮食术"主要讲解与健康饮食相关的诸多细节，"自我健康管理术"主要讲解特殊人群和常见疾病的饮食调理。

　　本册内容大致分为四个部分。第一部分介绍了常见食物的分类和营养价值，推荐了一些特别有营养的食材，以及食物科学营养搭配的方法。

第二部分重点教大家在超市如何购买加工食品。现在人们消费加工食品越来越多，老百姓应该掌握评判加工食品好与坏、优与劣的简易方法，学会理性消费，这也是我们每个人健康生活的一项必备技能。

第三部分是呼吁老百姓关注日常饮食中对身体健康有影响的诸多关键因素，如低盐、少油和控糖等，以及如何通过合理选择食物、烹调制作食物来落实这些关键因素。让每个人都能主动倡导清淡调味，关注厨房安全，谨慎对待自制食物，做好自己和家人健康的"第一责任人"。

第四部分推荐了一些日常食物之外的健康饮食"神器"，提升生活品质的营养好习惯，以及正确认识营养补充剂。这些都是监测身体健康指标、落实核心营养原则、保障食品安全、提高烹调质量和弥补膳食不足的好帮手。"工欲善其事，必先利其器"，这部分内容也是本书最大特色之一。

书稿写完之后，我第一时间让妈妈读过，她不但读明白了，还给我们提了一些很有价值的建议。

这套书是我们写过的最科普的科普书了，希望能够帮助到更多的人。也希望大家在日常生活中践行健康饮食理念，真正做到健康饮食。

姜 丹

2021年4月 大连

目录

第 3 讲
好食物还要有好搭配　　037

第4讲
喝水也有对错　　055

第5讲
健康饮食，从清淡调味开始　　065

ONE

第

1

讲

食物要先分类，
再做正确选择

我们在做营养咨询时，经常要了解对方的日常饮食情况，听到最多的反馈之一是："我觉得自己吃的食物跟别人差不多，但人家都不像我这样。"大家吃的食物都差不多，这可以说是最常见的误判，很多时候看似一样，其实并不一样。

表面上看，大多数人吃的食物是一样的，都是一日三餐，都是在菜市场买菜，甚至连逛的超市都差不多。柴米油盐酱醋茶、蔬菜水果、鱼、肉、蛋、奶，并没有很大的差别，但到底是什么导致人们的体重和健康状况相差很大呢？答案就在于他们所选择的食物种类和数量不同。不看表面看营养，你就会发现不同的人摄入的能量和营养素的确存在差异，即使能量和营养素的摄入差异不大，也会因为个人体质不同，导致他们摄入的食物或营养素与各自身体状况匹配程度有所不同。有的人吃对了，有的人吃错了，日积月累，量变就会引起质变，最终导致不同的健康结果。

因此，在营养师看来，每个人都应该花点儿心思去认真地了解食物，比如，食物分为哪些类别，不同类别的食物提供哪些营养素，应该在我们日常饮食中占何种地位。

日常生活中的食物，大体上可以分为主食、蔬菜、鱼、肉、蛋、奶、大豆类、水果等几个主要类别。下面一一为大家讲解。

主食要粗细搭配

　　先从主食开始。主食，就是最主要的食物。我们身体需要的碳水化合物（也就是糖类化合物）绝大部分由主食提供，主食对整体营养摄入和健康有主要的影响，但很多人并不懂得这一点。

　　主食有粗细之分，从颜色上就可以看出来，一般纯白色的就是细粮，也称为"精制谷物"，最常见的白米饭、白馒头、白面包、白面条等都是细粮。细粮曾经是生活水平提高的标志，但其实细粮的营养价值比粗杂粮差很多。细粮加工过程中碾磨掉的胚芽和糊粉层，含有谷粒绝大部分的B族维生素、矿物质和膳食纤维，剩下的只不过是淀粉和蛋白质。肥胖、2型糖尿病、心血管疾病等常见的慢性病的发生与细粮摄入太多有密切关系。

　　相比而言，那些整粒的或加工程度较低的谷物、杂豆、薯类等，或黄或黑，或红或绿，都不是纯白色，它们就是粗杂粮，或称为"全谷物"。粗杂粮和细粮都是粮食，表面上看也许差不多，但营养价值却大有不同。

　　从健康的角度讲，主食的选择应该"粗细搭配"，这不仅可以使人体获得更多的营养物质，还可以防治肥胖、高血糖、高血脂、高血压等慢性疾病，甚至是癌症。

　　很多人可能会问："少吃白米饭、白馒头等，那吃什么呢？会不会很麻烦？"其实吃粗细搭配的主食并不难。具体的做法是，减少一些大米和白面，增加一些小米、黑米、薏米、燕麦、

003

荞麦、玉米等粗杂粮，以及各种各样的豆子，如红小豆、绿豆、花豆、扁豆。此外，全麦面粉、糙米等都属于粗杂粮或全谷物。

做米饭的时候在大米中掺入粗杂粮，如小米、玉米糁、黑米、燕麦米、大麦米、高粱米、荞麦米、绿豆、红小豆、扁豆等。其中小米、玉米糁、黑米无须浸泡，可以直接与大米混合做杂粮米饭，燕麦米、大麦米、高粱米、荞麦米、豆子等通常需要冷水浸泡6~8小时，再与大米混合做饭，否则它们不能与大米同步煮熟。现在市场上还流行一种"预熟杂粮"，所有杂粮在加工的时候已经提前熟化，无须浸泡，直接和大米同时下锅，同煮同熟，也非常方便。用这些杂粮饭、杂豆饭、杂粮粥代替白米饭和白米粥，可以由少到多，逐步适应。

不但要改良白米饭、白米粥，我们还建议把白面换成全麦面。所谓全麦，关键在于"全"！它只经过比较粗糙的加工，保留了种子的大部分营养精华，含更多的维生素、矿物质和膳食纤维，完胜任何白面粉。

此外，马铃薯、红薯、山药、芋头、紫薯等薯类，也可以代替白米饭和白馒头，营养价值更高。

食物要粗细搭配的道理已经渐渐为大众所熟知，但大多数人吃的粗杂粮还是太少了。根据《中国居民膳食指南（2016）》的推荐，主食中粗杂粮至少要占三分之一，最好占到二分之一。可是调查表明，人们实际吃的粗杂粮连十分之一都不到，与推荐量差得太远了，得加倍努力才行。

粗杂粮要"努力吃"，因为在外面就餐时，不论是去食堂、饭店，还是订外卖，很难吃到粗杂粮，不是太少就是太贵。那回家就多吃一点儿粗杂粮吧。做米饭或煮粥时可以放一半或三分之一小米、玉米，或者把浸泡过的红小豆、绿豆、扁豆，做成杂粮饭、杂豆饭、杂豆粥。如果午餐和晚餐吃不到粗杂粮，那早餐就吃燕麦、小米粥、豆沙包等粗杂粮。这些粗杂粮食材在超市、农贸市场都可以买到，希望大家在购买的同时，要有吃粗杂粮的正确意识。

粗杂粮的缺点是口感比较粗糙，不是那么细腻或香甜。有人为了让粗杂粮主食好吃，特意多加了一些糖或油，美其名曰粗杂粮细作，其实这是得不偿失。当然，如果精制谷物再加入很多糖或者油，做成油条、油饼、糖饼、酥饼、麻花、饼干、起酥面包、奶油面包、糖豆包等，就更加不可取了，所以这类食物要尽量少吃或不吃。

粗杂粮主食有很多，它们的共同特点是颜色不白，有红色的、褐色的、黄色的、暗灰的、黑色的，总之都不是白色。因此，我们可以把主食怎么吃概括成一句话：主食要多吃不白的。

绿叶蔬菜和红、黄、紫色蔬菜营养素含量高

人人都知道多吃蔬菜水果有益健康。蔬菜为人体提供维生素C、胡萝卜素、叶酸、维生素B_2、维生素K、钙、钾、镁、膳食纤维等多种营养素，是人类不可或缺的食物之一。但很多人不知

道，这些重要的营养素在绿叶蔬菜和红、黄、紫色蔬菜中含量格外高。因此，成年人不但要做到每天吃500克蔬菜，还要让绿叶蔬菜和其他深色蔬菜合计超过250克，占总摄入量的50%以上。作为营养师，我们的观点是，不吃绿叶蔬菜和红、黄、紫色的蔬菜，那就不算吃蔬菜。

绿叶蔬菜在我国各地都很常见，很容易买到，比如菠菜、油菜、小白菜、木耳菜、菜心、生菜、韭菜、莜麦菜、西蓝花、苋菜、茼蒿、芹菜、空心菜、莴笋、小葱等。绿叶蔬菜是所有蔬菜中的佼佼者，营养价值非常高，各种营养素应有尽有。绿叶蔬菜的吃法也不复杂，可以清炒、蒜蓉炒、辣炒，或者与鸡蛋、肉同炒；还可以先焯水再拌入酱汁，或先蒸熟再拌入酱汁；还可以做汤、做馅。最简单的吃法是生吃，可以蘸酱或做成蔬菜沙拉。

除了绿叶蔬菜之外，我们还要推荐红、黄、紫色蔬菜，如彩椒、胡萝卜、南瓜、西红柿、紫甘蓝等。蔬菜水果的颜色越深，营养价值往往越高。吃蔬菜要吃出一道彩虹来。世界各国的膳食指南，无不在强调多吃新鲜蔬菜的同时，也强调多吃绿色蔬菜或深色蔬菜的重要性。多吃绿色的、黄色的、红色的、紫色的，这些都是深色的。

特别值得一提的是薯类，如马铃薯、红薯、芋头、紫薯、山药等，它们其实应该归入主食，而不是蔬菜。很多人爱吃用土豆烹制的菜肴，甚至只吃大米饭和炒土豆丝，这样的搭配其实相当于没吃蔬菜。土豆丝或土豆片等只能算是"冒充的菜""假的菜"，吃是可以的，但不要用它们代替其他蔬菜，尤其不要代替绿叶蔬菜或其他深颜色蔬菜。最好用它们代替主食。

鱼、肉、蛋、奶
是摄取蛋白质的最好来源

　　鱼虾、肉类、蛋类和各种各样的奶制品，看起来是完全不同的几种食物，但它们有明显的共同点，即都含有丰富的蛋白质，故经常被归为一大类，叫作"蛋白质食物"。蛋白质是人体不可缺少的重要营养素。人类的食谱中必须有补充蛋白质的食物，否则将导致严重的营养不良，甚至会威胁生命健康。现在，人们普遍关心吃什么食物有助于提高身体免疫力，答案是非蛋白质食物莫属。奶类、蛋类、肉类、鱼虾和大豆制品等提供的优质蛋白是机体免疫力的重要保障。

　　一个中等身材的成年人每天需要约60克蛋白质，所需蛋白质约一半来自主食，剩余的一半要从鱼、肉、蛋、奶和大豆制品中获取，这些食物中的蛋白质比主食或其他食物中的蛋白质更优质，营养价值更高。希望大家牢牢记住"蛋白质食物"这个词，是指奶类、蛋类、肉类、鱼虾和大豆制品，可以概括成五个字：鱼、肉、蛋、奶、豆。

　　可能很多人不知道，营养价值最高、蛋白质含量最优的食物来自蛋类，鸡蛋、鸭蛋、鹌鹑蛋都行。无论孩子，还是大人，每天都应吃一个鸡蛋或者等量的其他蛋类。蛋类的吃法很多，如煮蛋、蒸蛋、炒蛋、煎蛋、茶叶蛋、卤蛋等，但保留营养最好的吃法是蒸蛋或煮蛋。

　　煮蛋的最高境界是"溏心蛋"，这种状态下的蛋清刚刚凝固，而蛋黄半流动、半凝固，外面和里面都恰到好处，既容易消化吸收，又能避免营养素损失。加盐的卤蛋或咸鸭蛋要注意高盐，长期吃高盐食物对血压不利。还有人喜欢生吃鸡蛋，这对鸡蛋的卫生条件要求很高，普通鸡蛋容易被沙门氏菌污染，所以轻易不要尝试。

奶类是哺乳动物哺育下一代的"专属产品"，具有极高的营养价值，可以提供优质蛋白质、钙、钾、维生素A、维生素B_2等营养素。特别难得的是，奶类中的钙含量高，好吸收，对少年儿童的生长发育，以及对成年人的骨骼健康都十分有益。之前，一直有一些关于牛奶的谣言在朋友圈流传，说奶类致癌，导致高血压、心脏病等，这些都是不可信的。目前，世界卫生组织、联合国粮农组织、中国营养学会、国家卫健委等权威机构都推荐饮用奶制品。

与很多国家相比，中国人饮奶量明显偏低，奶制品的平均摄入量不到发达国家的十分之一。因此，中国营养学会在最新的《中国居民膳食指南（2016）》中增加了对奶类及其制品的推荐量，建议每人每天饮用300克牛奶或者相当量的奶制品。当然，每天300克奶类并不是最高限量，再多喝一点儿奶制品，比如每天500克，也是可以的。

不过，有一部分人喝奶之后会出现腹胀、腹痛、腹泻等问题，这不是因为奶类不好，而是这一部分人因为遗传的原因，肠道中缺乏乳糖酶，导致不能消化吸收牛奶中的乳糖，从而引起肠道症状，这种现象叫作"乳糖不耐受"。乳糖不耐受的人可以喝酸奶或低乳糖牛奶，就可以避免出现肠道症状。另外，还有一些人对牛奶蛋白过敏，对牛奶蛋白过敏的人应该避免所有奶制品

（完全水解婴儿奶粉除外）和所有含有奶类的加工食品。

市面上奶制品种类非常多，纯牛奶、酸奶、奶粉、奶酪等都可以选用，但尽量不要选择奶饮料、再制奶酪等。关于奶类的选择，什么人适合吃什么奶制品，我们会在后面为大家详细讲解。

吃肉也是我们摄入蛋白质的一种很重要的方式，肉类不仅可以补充优质蛋白，还能补充铁、锌、维生素A，可以预防营养不良，让身体更强壮。但很多人无肉不欢，喜欢吃很多肉，这违背了科学、合理的饮食原则，就会适得其反，增加了患心血管病、糖尿病和肠道癌症等疾病的风险。

2015年，世界卫生组织（WHO）发布的致癌物名单上，加工肉类和红肉赫然在目。加工肉类指肉肠、火腿、香肠、熏肠、腊肉、腊肠、咸牛肉、牛肉干、干肉片、肉类罐头、肉酱等。红肉指猪肉、牛肉、羊肉等一切哺乳动物的肉。而鸡肉、鸭肉、鹅肉和鱼虾则被称为"白肉"。相对红肉来说，吃白肉要更健康一些，而且有助于保护环境。所以《中国居民膳食指南（2016）》建议，多吃白肉，少吃红肉，尽量少吃或不吃加工肉类。

无论是红肉还是白肉，都要控制食用总量。普通成年人平均每天吃100克～150克肉，成年男性两根手指大小的一块肉大致是50克，这样算下来，一个人每天大致可以吃半个到一个手掌大小的一块肉。美味不可贪多，很多人吃火锅、自助餐时会摄入好几盘肉类，这对血脂、血压、血管和肝脏都是极大的压力，偶尔吃一两次无妨，经常这样吃很可能会吃出健康问题。

吃肉不要一次集中吃很多，最好分散食用。午餐和晚餐都有一点儿肉类，但总量不要过多，这样有助于消化吸收和代谢，能让身体得到更好的营养。吃肉要吃瘦肉，不要贪图肥嫩，五花肉、肥牛、肥羊等都含有大量脂肪，尤其是饱和脂肪，其营养价值低，还会增加患心血管疾病的风险。

肉类的烹调方法也是决定其是否健康的关键。烧烤肉类、油炸肉类都是不健康食物的典型代表，因为烧烤、油炸等高温烹调过程会破坏食物的营养结构，增加脂肪含量，产生致癌物等。比较而言，炒、蒸、炖、煮、煲汤，以及做馅、氽肉丸等都是不错的吃法。

大豆，
是唯一的植物性优质蛋白质食物

大豆及其制品也属于蛋白质食物。与鱼、肉、蛋、奶不同，大豆几乎是唯一的植物性优质蛋白质食物，它们提供的优质蛋白对膳食偏素的人格外重要。《中国居民膳食指南（2016）》建议，严格素食者可以用大豆代替肉类来满足身体对蛋白质的需要。

即使不是素食者，也要经常吃大豆制品，如豆浆、豆腐、豆腐干、豆腐皮、素鸡、腐竹等。这些大豆制品不仅能提供优质蛋白，还富含其他多种重要营养素，比如，豆腐、干豆腐、豆腐干、素鸡等富含钙，是仅次于奶类的膳食钙的良好来源；豆豉、纳豆、大豆酱等发酵大豆食品含有丰富的B族维生素，尤其是维生素B_{12}。大豆制品或多或少都含有大豆异黄酮，大豆异黄酮是一种植物雌激素，有益女性健康。

你知道吗？豆腐的钙含量与制作豆腐时添加的凝固剂有关，石膏、卤水等凝固剂本身的含钙量较高，因此用石膏或卤水制作的豆腐质地较硬，钙含量更高。所以，在挑选豆腐时其质地越老越硬，则钙含量越高。而另一种凝固剂"葡萄糖酸内酯"是不含钙的，内酯豆腐制作时就是用的这种凝固剂，其含钙量相对就较少。豆浆、腐竹、豆豉等大豆制品加工时不添加凝固剂，所以含钙量也不多。千叶豆腐是用大豆蛋白等原料配制的，几乎不含钙。因此，要想补钙的话，最好选老豆腐、硬豆腐、豆腐干、豆腐皮等。

豆浆虽然含钙不多，但保留了大豆异黄酮、低聚糖、植物甾醇、膳食纤维和大豆皂苷等营养物质，是保留豆类营养最全面的一种大豆制品，特别值得推荐，尤其是不加糖的豆浆。建议大家在家自制豆浆，简单便捷，营养全面。与家庭自制豆浆不同，外面贩卖的豆浆和豆浆粉往往添加了大量的糖，建议大家选无糖的。另外，有人认为豆浆可以代替牛奶，这是不对的，豆浆含钙量远远低于牛奶。当然，牛奶也代替不了豆浆，两者不能互相取代，最好都食用。

水果不能取代蔬菜

最后，我们说说水果。水果是维生素C、胡萝卜素、钾和膳食纤维的重要来源，是膳食结构中不可缺少的一大类食物，对人体健康有重要影响。知名的学术期刊《柳叶刀》2019年分析了195个国家和地区居民的饮食，在由不健康饮食习惯导致的死亡原因中，高盐饮食、全麦食品太少，以及水果摄入不足位列前三。

水果长得五颜六色，这些有色物质大多是类胡萝卜素、花青素、多酚等，具有抗氧化等生理作用。一般来说，水果果肉颜色越深，营养价值越高，如草莓、西瓜、葡萄、柑橘、杧果、猕猴桃、石榴、蓝莓、大枣等。

按照《中国居民膳食指南（2016）》的建议，成年人平均每天要吃250克~400克的水果，相当于一两个中等大小的苹果或香蕉。水果再多吃一点儿也可以，只要不影响其他食物摄入，也没有血糖升高就行。不过，我们在实践中发现，有的儿童因为太爱吃水果，影响了奶类、蛋类和主食的摄入，这就容易导致体重偏低或发育迟缓。

人们经常将水果与蔬菜相提并论，这两类食物的营养价值的确有一些共同点，所以很多人会在外出或者吃蔬菜比较少时，通过多吃一些水果来弥补营养的缺失。但大家一定要明确，这只是不得已的选择。水果与蔬菜所含的营养还有很多不一样的地方。水果不能完全取代蔬菜，当然，蔬菜也不能取代水果。

有人说，吃水果的时间很重要，"早上金苹果，下午银苹果，晚上毒苹果"这种说法是毫无根据的，水果任何时间吃都可以。不论上午、下午还是晚上，也不论饭前、饭后还是吃饭过程中，只要自己时间方便，胃肠没有不适，大可放心地吃。当然，如果你想减肥的话，我们建议饭前吃水果。

现在，很流行喝果汁，但水果在压榨、过滤、消毒和包装、存储过程中，都会造成不同程度的营养流失，如果再加水加糖，营养价值就更低了。即便是在家里鲜榨的果汁，也会损失大部分膳食纤维，而保留了所有的糖。因此建议大家直接吃水果，而不是喝果汁，尤其是儿童。比果汁营养更差一些的是果干、果脯、蜜饯等，不仅营养损失更大，而且添加的糖更多，建议尽量少吃或者不吃。

到此为止，我们介绍了主食、蔬菜、鱼、肉、蛋、奶、大豆制品和水果五大类食物，这些食物构成了大多数人的日常饮食模式。在每一大类中，我们都立足于健康，为大家推荐了一些营养价值高的食物，同时也提醒大家要少吃或不吃哪些食物。大家要以正确的方法选择它们，才能有益健康、预防疾病。

关键词解析

● 主食

主食指传统餐桌上的主要食物，通常是富含碳水化合物的食物，包括稻米、小麦、玉米、小米、燕麦等谷物，以及红小豆、绿豆、豌豆、扁豆等杂豆类。另外，马铃薯、红薯、芋头、紫薯、山药等薯类也归入主食。

● 精制谷物

谷物经过精细化加工，把谷壳脱去，再进一步碾去谷皮、谷胚，剩下胚乳，就成为"精制谷物"。由于加工过度，仅留下淀粉含量高的胚乳部分，从而导致营养价值下降。总体而言，"精制谷物"提高了谷物加工精度，从而降低了谷物的营养价值。

● 全谷物

全谷物指未经精细化加工，或虽经碾磨、粉碎、压片等处理，仍保留了完整谷粒所具备的胚乳、胚芽、麸皮及其天然营养成分的谷物。它保留了天然谷物的全部或大部分营养成分。我国传统饮食习惯中作为主食的稻米、小麦、玉米、大麦、燕麦、黑麦、高粱、青稞、黄米、小米、薏米等，如果加工得当，均是全谷物的良好来源，红小豆、绿豆、豌豆、扁豆等杂豆类的营养价值等同于全谷物。

● 蛋白质食物

营养学上经常将"鱼肉蛋奶豆"统称为蛋白质食物。因为这些食物不但蛋白质含量很丰富，而且很优质。所谓优质，就是它能在我们体内更好地被吸收利用，其营养价值和含量都远超粮食、蔬菜和水果中的蛋白质。

●红肉

红肉指的是在烹饪前呈现出红色的肉，具体来说，猪肉、牛肉、羊肉、鹿肉、兔肉等哺乳动物的肉都是红肉。

●加工肉类

加工肉类指经过盐腌、风干、发酵、烟熏，或采用其他处理方式，用以提升口感或延长保存时间的肉类。常见的加工肉类有火腿、培根、香肠、午餐肉、熏肉等。

关键营养信息

❶ 主食粗细搭配，多吃不白的，粗杂粮至少要占主食的三分之一。

❷ 蔬菜要吃出一道彩虹来，多吃绿色、黄色、红色、紫色的。成年人每天要吃 500 克蔬菜，绿叶蔬菜和其他深色蔬菜合计要超过 250 克。

❸ 成年人平均每天要吃 250 克～ 400 克水果，相当于一两个中等大小的苹果或香蕉。

❹ "鱼肉蛋奶豆"是最好的蛋白质食物来源。

❺ 水果不能取代蔬菜，也不能用果汁代替水果。

TWO

第

2

讲

平凡食物的神奇作用

我们在营养咨询工作中遇到过不少这样的孕妇，比如，一怀孕就开始吃燕窝，甚至有的从备孕期就开始吃，她们大都是接受了家人的好意，或者被产品广告所蛊惑。孕期对于每个女人来说，都是非常特殊的人生阶段，"一人吃，俩人补"，营养十分重要，饮食也的确需要得到额外照顾。但是，孕妇吃燕窝，或者其他同样贵重的海参、鱼翅、花胶等却并非明智之举。

原因在于：一方面，这些昂贵的大补食物并没有什么神奇作用，对孕妇和胎儿也没有额外好处。任何一个立足于科学的膳食指南，都不会推荐孕妇吃这些食物，那些产品广告宣称的作用往往都缺少科学证据的支持。另一方面，追捧这些所谓的神奇食物，经常会导致不重视日常食物的摄入，而恰好日常食物的搭配才是营养健康的关键所在，忽视不得。实际上，我们日常食用的很多普通的食物都具有很高的营养价值，合理搭配食用的话就可以满足身体的需要。

燕麦：
粗杂粮中健康效益最大的品种

　　如果要在众多常见粗杂粮中选出一个健康效益最大的品种，那结果一定是燕麦！燕麦蛋白质含量明显高于其他谷类，是谷类之最；燕麦还含有独特的膳食纤维——β-葡聚糖，不仅口感独特，还能吸附胆固醇；吃燕麦血糖升高的速度很慢。目前有充足的证据表明，燕麦有利于控制血糖和调节血脂。

　　燕麦片是很常见的早餐谷物，如果你不太习惯纯燕麦片的口感，可以把它和大米混在一起煮粥，或者搭配其他食物一起食用。除了纯燕麦片，完整的燕麦粒、燕麦碎、燕麦米等燕麦制品也很值得推荐。

　　不过，市面上的很多营养麦片、早餐麦片、即食麦片并不是纯燕麦，常用小麦、玉米、麦麸、大米、糯米等谷物制成，其营养价值大大低于纯燕麦，也不具备燕麦的健康效益，不在推荐之列。

　　果干、坚果混合烤燕麦片一般是燕麦片加了很多油、糖烤制，再加入水果干碎和坚果碎一起混合的产品，其营养价值也远不及纯燕麦。如何判断一款燕麦产品是否为纯燕麦呢？最简单的辨别方法是看产品的配料表。如果产品配料表中没有燕麦，或者虽有燕麦，但排序不是第一位，那就说明不是纯燕麦片，不在推荐之列。

藜麦：
营养价值出类拔萃

说来有点儿奇怪，虽然可以把藜麦归入粗杂粮之列，但实际上它与"麦"（禾本科）无关，也不是豆类（豆科），而是藜科，大致相当于蔬菜种子。与其他粮食相比，藜麦的营养价值可谓出类拔萃。

藜麦富含淀粉、蛋白质、膳食纤维和钾，其蛋白质含量（14%）高于其他谷类（约10%），膳食纤维含量（7%）也比一般的粗杂粮高不少（比如糙米膳食纤维含量是3.2%），钾含量（740毫克/100克）遥遥领先其他谷物（比如糙米钾含量是163毫克/100克），堪比豆类（比如绿豆钾含量是787毫克/100克）。此外，它还富含磷、钙、铁和维生素E。藜麦在防治糖尿病、心血管病等慢性病方面有不俗的表现。

藜麦的颜色有白、黄、红、紫、黑等好几种，看起来很漂亮。藜麦直接吃口感会比较粗，可以与普通大米混合做饭或者煮粥；也可以泡好之后，和蔬菜拌在一起做成藜麦沙拉，既有颜值又有营养。

紫薯：
薯类中的佼佼者

马铃薯（土豆、洋芋）、红薯（甘薯、地瓜）、紫薯等薯类是值得推荐的食物。如果从中选一个佼佼者的话，非紫薯莫属。紫薯又叫黑薯，薯肉呈紫色至深紫色，其淀粉、维生素C、胡萝卜素、钾及膳食纤维等主要营养素含量与其他薯类相仿，但花青素含量令其他薯类望尘莫及。

花青素是一种色素，正是紫薯之"紫"，也存在于蓝莓、紫葡萄、紫甘蓝、紫茄子等紫色果蔬中。它有很强的抗氧化作用，能清除体内自由基，具有一定的保健价值。紫薯一般作为主食食用，其营养价值远远超越白米饭、白馒头等普通主食。

像其他薯类一样，紫薯可以蒸，可以煮，可以加在米饭里，可以放在粥里，也可以蒸熟之后放在面粉里和面，做成面食。

绿豆：
营养价值不次于全谷物的粗杂粮

很多人认识绿豆都是从清热解暑的绿豆水或绿豆汤开始的，殊不知，绿豆富含淀粉和蛋白质，在营养成分上可以归入主食，并且绿豆是一种非常好的粗杂粮，其健康价值不次于全谷物。与谷类不同，绿豆蛋白质含量更多，含有更多的膳食纤维、钾和维生素。绿豆所含淀粉也与普通谷物不同，消化速度较慢，升血糖作用较弱，有助于防治高血糖。因此，用绿豆替代一部分白米作为主食是非常有益健康的。

绿豆皮里含有类黄酮、单宁、皂苷、豆固醇等活性物质，这可能是它具有清热解暑作用的基础。吃绿豆应该保留豆皮，用整豆去制作食物，而不是把皮去掉，做成绿豆粉丝或豆沙。

西蓝花：

营养价值极高的蔬菜之一

西蓝花学名绿菜花，是由叶子"变态"而来，所以也可把它看作绿叶蔬菜。西蓝花口味清淡、爽脆，适合清炒、蒜蓉炒、肉片炒或白灼、煲汤等各种吃法。

西蓝花是营养价值极高的蔬菜之一。西蓝花的胡萝卜素含量高达7210微克／100克，是蔬菜中的佼佼者，比胡萝卜还高75%；维生素C含量为51毫克／100克，亦是蔬菜中的佼佼者；钙含量为67毫克／100克。美中不足的是，其钾含量偏低，仅为17毫克／100克。西蓝花还富含叶黄素、玉米黄素、类黄酮等，这些成分具有消灭自由基、抗氧化、抗衰老、降低血脂、抗癌、保护视力等作用。

秋葵：
常见蔬菜中膳食纤维含量最高的食物

秋葵口感有点儿黏糊糊、滑溜溜的，这是因为它含有很多可溶性膳食纤维。实际上，秋葵几乎可以说是常见蔬菜中膳食纤维含量最高的，膳食纤维含量为3.9毫克／100克。可溶性膳食纤维在小肠内无法消化吸收，对胆固醇有很强的吸附能力，能减缓胆固醇和葡萄糖的吸收，对降低餐后血糖和血液胆固醇有好处，所以很适合糖尿病患者和高血脂患者食用。秋葵的做法也很简单，可以直接生吃，也可以焯水之后蘸酱汁吃，还可以清炒。

木耳：
对预防心血管疾病有益的食用菌

木耳是常见的食用菌之一，含有丰富的B族维生素、铁和膳食纤维，营养价值也很高。木耳中还含有木耳多糖，研究表明，木耳多糖能降低血脂和血液黏稠度，对预防心脑血管疾病有益，还能提高人体免疫力。

木耳可凉拌、可煮、可炒、可做汤，能与多种食物搭配。需要注意的是，吃木耳只能用干的泡发，而不能直接吃新鲜木耳。这是因为新鲜木耳中含有一种致敏性很高的卟啉类感光物质，人吃后皮肤被日光照射，就可能出现瘙痒、水肿、疼痛等日光性皮炎的症状。木耳经干制、泡发之后，这种感光物质就被破坏了。

裙带菜：
具有多种保健功能的"长寿菜"

　　裙带菜是一种海藻，跟海带有点儿像，但比海带小而嫩，更好吃。裙带菜在日本一直受到高度评价，被称为"长寿菜"。裙带菜看起来绿绿的，不太起眼，但富含碘、维生素C、B族维生素、胡萝卜素、钙、钾、锌、硒、铁等营养成分，具有很高的营养价值。不仅如此，裙带菜更大的益处在于其所含的褐藻多糖。褐藻多糖也是一种黏性的、可溶性的膳食纤维，具有多种保健功能，防治高胆固醇血症的效果很好，还能起到促进排泄、预防便秘的作用。

　　裙带菜制品有干有湿，还有半干的盐腌制品。目前在国内市场上很容易买到袋装的干制品，水发只需要几分钟，食用非常方便，最适合做汤，还可以炒、炖、凉拌或做寿司。

胡萝卜：
对改善视力、提高免疫力有积极作用

胡萝卜是红黄色蔬菜的典型代表，含有大量类胡萝卜素，包括β-胡萝卜素、α-胡萝卜素等，其营养价值是常见蔬菜中的佼佼者。β-胡萝卜素在体内可以转化为维生素A，对改善视力、提高免疫力、促进生长发育、维持上皮细胞完整性、防癌抗癌等有积极作用。

值得注意的是，胡萝卜吃太多可能让皮肤黄染。这是由类胡萝卜素溶解在皮下脂肪中所致，对健康是无害的，只是皮肤颜色看上去有点儿黄。停止食用胡萝卜等富含类胡萝卜素的果蔬之后，只需一两周时间，皮肤黄染就能渐渐淡去。

魔芋：
降糖、降脂、减肥的热门食物

魔芋又称蒟蒻，早在两千多年前我国就开始栽培魔芋了，食用历史很悠久。魔芋地下块茎呈扁圆形，宛如大个荸荠，直径可达25厘米以上。魔芋地下块茎可加工成魔芋粉，魔芋粉可制成魔芋豆腐、魔芋丝、魔芋结等魔芋制品，还常常被添加到挂面、减肥饼干等食品中。

那些爱吃魔芋制品的人可能想不到，他们吃进去的魔芋的主要成分是肠道无法消化吸收的膳食纤维——葡甘露聚糖。葡甘露聚糖结构非常特殊，与水混合后，可以吸附大量水分，体积膨胀20～100倍，变成胶冻状，因而葡甘露聚糖又叫"魔芋胶"。它在胃中产生饱腹感，有助减肥；在小肠中不能被消化吸收，又有很强的黏滞性，能延缓葡萄糖的吸收；还能阻滞胆固醇吸收，增加其排泄，有助于防治血脂异常。魔芋基本不含淀粉或其他糖类，食用后不会引起血糖骤升。因此，不难理解，目前魔芋是加工糖尿病食品、减肥食品、调节血脂食品的热门原料。

除葡甘露聚糖外，魔芋还含有蛋白质，以及钙、磷、铁、锌、锰、铜等矿物质。

魔芋制品适用于多种烹调方法，可以炒、炖、煮、煲汤、涮火锅、凉拌等。

三文鱼：

有助于改善血脂代谢

"三文鱼"即鲑鱼。三文鱼是比较名贵的鱼，鳞小刺少，肉色橙红，肉质细嫩鲜美，口感爽滑鲜香。三文鱼具有较高的营养价值，蛋白质含量约18%，脂肪含量约8%，其中含有较多DHA等ω-3脂肪酸，有益于生命早期大脑及视力发育，有助于改善血脂代谢和炎症。另外，三文鱼还富含维生素D。

三文鱼是西餐较常用的鱼类原料之一，它主要产于北美、北欧、日本等国家或地区高纬度冷水海域，最正宗的三文鱼指大西洋鲑。国内有些企业把养殖的虹鳟也叫"三文鱼"或者叫"淡水三文鱼"。虹鳟肉的外观、口感和营养成分非常接近三文鱼，普通消费者很难鉴别。我国黑龙江、乌苏里江及松花江上游出产的大麻哈鱼也是鲑鱼的一种，可算作三文鱼的近亲。

三文鱼最知名的吃法是切成生鱼片或做成寿司生吃，但采用煎、炖、烤等方式烹制同样美味，且更为安全。煎好三文鱼的要点是小火，油温不要太高，强调一个"轻"字，轻煎时间稍长，使肉质缓慢成熟，待脂肪散发香气，味道才够鲜美。

鸡蛋：
不可小看的营养素宝库

鸡蛋也许是最普通、最物美价廉的食材之一，但其营养价值绝对不普通，鸡蛋蛋白质营养价值堪称天然食材之最！营养师或许会说，吃海参（蛋白质）还不如吃鸡蛋，吃燕窝（蛋白质）还不如吃鸡蛋，吃鱼翅（蛋白质）还不如吃鸡蛋……这些说法都是很有道理的，因为鸡蛋就是这么优秀！

又何止蛋白质呢？鸡蛋就是一个营养素宝库，它富含卵磷脂、维生素（如B族维生素、维生素A、维生素D、维生素E、维生素K等）和微量元素（如铁、锌、硒等）等。特别需要说明的是，这些营养素大部分集中在蛋黄中，所以吃鸡蛋一定要吃蛋黄。

不过，蛋黄中胆固醇含量较高，有人担心对血脂或心血管不好。《中国居民膳食指南（2016）》指出，对健康人而言，每天一两个鸡蛋（包括蛋黄）并不会明显影响血清胆固醇水平，也不会成为心血管等疾病的危险因素。

鸡蛋的吃法很多，煮鸡蛋、蒸蛋羹、炒鸡蛋、煎鸡蛋、荷包蛋、茶叶蛋等均可。煮鸡蛋或蒸蛋羹营养流失少、易消化，是最值得推荐的吃法。与鸡蛋有关的谣言有很多，如发烧不能吃鸡蛋，鸡蛋不能与豆浆或牛奶一起吃，吃鸡蛋会降低胆固醇，红皮鸡蛋营养价值更高，等等。这些说法都是没有科学依据的。

纳豆：
抗血栓、抗动脉硬化

纳豆是一种典型的日式食品，其工艺发源与我国发酵大豆制品是分不开的。纳豆是以大豆为原料，用一种叫作"枯草芽孢杆菌"（纳豆菌）的细菌发酵而制成的一种大豆发酵食品，其表面有一层薄薄的白膜，搅拌时会出现黏液状的拉丝，又黏又滑。有发酵气味的拉丝就是纳豆的显著特点了。吃的时候要充分、反复搅拌，让拉丝更均匀、更黏滑，气味更浓烈。新鲜纳豆的细菌是活的，所以要冷藏或冷冻保存，否则很容易过度发酵而导致变味。

纳豆的营养成分一方面来自原料大豆，包括蛋白质、脂肪、膳食纤维、低聚糖、钙、钾、维生素E、大豆异黄酮等，另一方面来自细菌发酵。与普通发酵菌不同，纳豆中的枯草芽孢杆菌不但会合成一些维生素（如维生素K和B族维生素），还会合成一种叫作"纳豆激酶"的特殊成分。纳豆激酶在动物实验中表现出抗血栓、抗动脉硬化、降血脂等作用。

在超市里购买纳豆，要关注产品标签上的保质期及保存方法等，不要购买过期的纳豆。纳豆的传统吃法是将纳豆加上酱油或日式芥末，充分搅拌至纳豆产生丝状物即可食用。也可以将纳豆和生鸡蛋（注意选用无菌蛋，普通鸡蛋不建议生食）、葱、萝卜等食材混合后食用（葱或芥末能覆盖纳豆特殊的气味）。

蓝莓：

抗氧化物质最丰富的浆果之王

蓝莓因营养丰富、酸甜爽口，赢得了许多人的青睐，素有"浆果之王"的美誉。来自美国农业部人类营养研究中心的研究报告显示，蓝莓是他们曾经研究过的40多种水果和蔬菜中含抗氧化物质最丰富的，联合国粮农组织也将其列为人类五大健康水果之一。蓝莓中所含的花青素、维生素C、β-胡萝卜素和维生素E

等，具有 改善视力、增强自身免疫力、抗癌、抗氧化和减缓衰老等功效。

直接吃新鲜蓝莓当然是最推荐的，不过蓝莓鲜果常温下较难保存，一般都需要冷藏保存，这样蓝莓新鲜多汁的口感大概可以保持10~12天，也可以将新鲜蓝莓冲洗沥干之后冷冻，可以保存得更久一些。蓝莓还可以冷冻干燥加工成蓝莓果干，既方便运输又可以大大延长蓝莓的保存时间。

正宗的蓝莓果干不需要加任何的添加剂，配料表里只有蓝莓，这样的蓝莓干酸酸甜甜，口感极佳，颇受欢迎。而口味甘甜，额外添加了盐、糖及各种食品添加剂的蓝莓蜜饯则不是健康之选。蓝莓也常被加工成蓝莓果酱，这就可以大大延长蓝莓的保存时间了，蓝莓果酱可以抹在面包上或者搭配酸奶食用，许多蛋糕、点心会加入蓝莓果酱调味。选择蓝莓果酱时要仔细看一下配料表，除了蓝莓是否又多加了糖、盐、防腐剂等成分，建议选择纯正的只有"蓝莓"的果酱。

核桃：
坚果中的"首席代表"

众所周知，坚果是很健康的零食。如果要在常见坚果中推举"首席代表"的话，核桃无疑是最佳之选。核桃含有丰富的蛋白质、多不饱和脂肪酸、磷脂、维生素E、钾、锌等营养素，以及多酚、黄酮类保健成分。

　　每天吃2~3个核桃，长期坚持可有效降低患心脏病的危险，也有滋润皮肤的作用。核桃中 α－亚麻酸 的含量超过很多坚果。α－亚麻酸在体内可以合成DHA，是胎儿大脑和神经系统发育必需的物质。

　　核桃的吃法很多，可以去壳后取核桃仁直接放在早餐里吃，提升早餐的营养质量；可以把核桃仁切碎，拌在各种凉拌蔬菜里一起吃；也可以和葡萄干一起，拌在酸奶或燕麦粥里吃；还可以把核桃仁放进豆浆机里，和黄豆一起打浆喝。只要不油炸，也不烤得太焦，其实怎么吃都可以！

　　吃核桃最好选择原味的，避免盐焗、油炸或糖衣的。购买含有核桃的食品时，要注意标签上的配料表，有些传统食品如酥糖、麻糖等其实核桃含量很少，有些核桃饮品的核桃含量更是微乎其微，不在我们推荐之列。

橄榄油和油茶籽油:
富含防治心脑血管疾病的油酸成分

　　橄榄油在西方被誉为"液体黄金""植物油皇后"。橄榄油中含有高比例的单不饱和脂肪酸——油酸。油酸已经被证实对防治心脑血管疾病非常有利，但我们在日常饮食中摄入的油酸较少。

优质的橄榄油是用橄榄鲜果直接低温压榨制成的，其中含有很多橄榄果中的原生营养物质，主要包括各种维生素，如胡萝卜素、B族维生素、维生素C、维生素E和维生素K等；多种矿物质，如钾、钙、铁、锌等；还有多种植物化学物质。正是这些营养物质的存在，才使橄榄油呈现独特的风味和颜色。

如果想尽量保留橄榄油中的多种营养物质，烹调时就要忌高温，避免烘焙、油炸和爆炒，最好是做馅、做汤和凉拌，短时间的煎炒，只要橄榄油不出烟，也是可以的。

油茶籽油被称为中国的橄榄油，它也含有高比例的油酸，这与橄榄油很像，也很值得推荐。

亚麻籽油：
推荐孕妇、未成年人和血脂异常人群选用

除了橄榄油和油茶籽油，还有一种油也很值得推荐，那就是亚麻籽油，它是从亚麻籽中制取的油。亚麻籽油的特点是含有大量的α-亚麻酸，α-亚麻酸在体内可转化为DHA和EPA，对维持成年人血脂健康，以及儿童大脑和视力发育具有重要作用。α-亚麻酸在大豆油、花生油等这些常见食用油中的含量很低，所以将亚麻籽油作为食用油的补充，很有必要。

因此，推荐孕妇、未成年人和血脂异常的人，食用油中要包括亚麻籽油，尤其是那些不吃鱼或者吃鱼少的人。

亚麻籽油怕高温，所以最好的食用方式是凉拌、做馅、做汤和蒸，除了单独使用，把亚麻籽油跟常见食用油混合起来，做简单的炒菜也行。炒菜推荐热锅凉油，既避免了油烟的产生，也减少了对营养物质的破坏。

上面给大家推荐了一系列的食物，从燕麦、藜麦到紫薯和绿豆，从秋葵、西蓝花到木耳、裙带菜，从三文鱼、纳豆到橄榄油、鸡蛋，这些都是我们日常生活中十分常见的食物，它们都含有较多有益人体健康的物质，如膳食纤维、维生素C、钙、钾、单不饱和脂肪酸，以及植物化学物质等，都是真正的"好"的食物。在合理膳食的基础上，增加这些食物的比例，多多重视这些真正有益健康食物的摄入，才更容易达到健康饮食的基本要求，获得更显著的健康效益。

这些真正关乎健康的食物，你都吃到了吗？

关键词解析

●膳食纤维

膳食纤维是一类不能被人体消化的碳水化合物及其类似物。这些物质不能被小肠消化吸收，但在大肠中可全部或部分发酵，具有促进健康的生理学特性，例如轻泻、降低血液中胆固醇含量、降低血糖等。膳食纤维主

要来自植物性食物，在蔬菜、水果、全谷物等食物中含量
丰富。

● 植物化学物质

所有的植物中都含有植物化学物质，这是植物性食物
中的生物活性成分，对维护人体健康、调节生理机能与预
防疾病发挥着重要作用。常见的植物化学物质有多酚、类
胡萝卜素、番茄红素、花青素、有机硫化物等，其在全谷
类、深绿色叶类蔬菜、深颜色水果、大蒜、西红柿等食物
中含量丰富。

● DHA

二十二碳六烯酸，$\omega-3$ 不饱和脂肪酸家族中的重要成
员，是一种对人体非常重要的多不饱和脂肪酸。DHA是大
脑和视网膜的重要构成脂肪酸。

● EPA

二十碳五烯酸，$\omega-3$ 不饱和脂肪酸家族中的重要成
员，是体内最重要的类二十烷酸。

关键营养信息

❶ 很多日常食用的普通食物具有很高的营养价值，合理搭配可以发挥很好的健康作用。

❷ 纯燕麦片，以及完整的燕麦粒、燕麦碎、燕麦米等燕麦制品都很值得推荐。

❸ 藜麦既有颜值又有营养，在防治糖尿病、心血管病等慢性病方面有不俗的表现。

❹ 紫薯的主要营养素含量与其他薯类相仿，但花青素含量令其他薯类望尘莫及。

❺ 绿豆可以归入主食，用绿豆替代一部分大米作为主食非常有益健康。

❻ 西蓝花是营养价值最高的蔬菜之一。

❼ 胡萝卜是红黄色蔬菜的典型代表，其营养价值是常见蔬菜中的佼佼者。

❽ 魔芋中的葡甘露聚糖在小肠内不能被消化吸收，因而能延缓葡萄糖的吸收，阻滞胆固醇的吸收，增加其排泄，有助于防治血脂异常。

❾ 三文鱼具有较高的营养价值，其中含有较多 DHA

等 ω-3 型脂肪酸，有益于生命早期大脑及视力发育，有助于改善血脂代谢和炎症。

❿ 鸡蛋中的蛋白质营养价值堪称天然食材之最！

⓫ 吃核桃最好选择原味的，避免盐焗、油炸或糖衣的。

⓬ 心脑血管疾病患者的食用油里，一定要有橄榄油或亚麻籽油。

THREE

第

3

讲

好食物还要有好搭配

从营养师的角度看，我们认为有两种情况是最糟糕的：一种是有些人吃了一辈子饭，从来不关注饮食，饮食应该怎么营养搭配，什么食物该吃多少，全都不知道；另一种是有些人只盯着海参、鲍鱼、燕窝、鱼翅等所谓"大补"的、高营养的滋补品，或者是茄子、大蒜、绿豆等特定食物，以为食物也能"药到病除"。

不论是毫不关注食物营养，还是追求补品或特定食物，犯的都是方向性的错误。如果对食物营养毫不在意，就无法将健康掌握在自己手中，结果往往对健康不利。而过度关注某种食物，不论它是高档的还是普通的，其作用也总是有限的，而且很容易陷入饮食误区，同样也不会获得很好的健康收益。

比较理想的情况是在日常生活中能了解并遵守健康饮食的基本原则，既注意饮食营养搭配，又能避免教条主义或饮食误区。要做到这些其实并不难，因为已有现成的、系统的、科学的见解可以参考，这就是中国营养学会2016年发布的《中国居民膳食指南（2016）》，其核心是推崇平衡膳食模式。膳食模式也叫饮食结构，是指我们一日三餐中摄入食物的种类和数量。膳食模式是在日积月累中形成的，对人体健康有决定性的影响。单纯吃某种食物，或者没吃某种食物都不会对身体健康起决定性作用，但如果你的膳食模式有问题，你的身体一定会出问题。

良好的膳食模式必须重视营养搭配，也就是通过调节各类食物所占的比重，来保证摄入充足而又平衡的营养。简而言之，好食物还要有好搭配！饮食营养搭配有三条最核心的原则：①食物的种类必须多样化；②食物的数量最好／应该标准化；③食物的选择可以个性化。

食物的种类多样化

食物要多样化的原因是显而易见的，我们常吃的蔬菜、水果、肉类、蛋类、牛奶等食物在营养上各有特点，每一类单独食用时营养都不全面，它们有的主要提供优质蛋白，比如蛋类、肉类；有的提供维生素、矿物质，比如蔬菜、水果；有的提供碳水化合物，比如谷类、薯类等。要想获得全面的营养素摄入，就必须吃各种各样的食物，荤素搭配，粗细搭配。按照《中国居民膳食指南（2016）》的建议，每天要吃12种以上的食物，每周要吃25种以上的食物。

实际上，在日常饮食中，如果缺少某一类或者某几类食物，又不注意用其他食物替代或补充，就无法达到营养平衡，严重的还会造成营养不良，或增加患糖尿病、心血管疾病、骨质疏松等慢性疾病的风险。举个例子，有些人因为身体问题或者口味偏好从来不饮用牛奶或奶类制品，同时也没有注意多摄入一些大豆制品和绿叶蔬菜，这些人就很可能会缺钙，容易患骨质疏松。

食谱越杂，
越有益于健康

在东北地区有一种常见的家庭吃法叫"乱炖菜"，就是把多种蔬菜、肉类和大豆制品等炖煮在一起，比如把南瓜、土豆、胡萝卜、排骨、豆腐、青椒、西红柿等全部切块下锅（注意先后顺序，易熟的青椒、西红柿等后下锅）炖煮。类似的吃法还有炒杂菜、杂豆粥、杂粮饭等，都是实现食物多样化的好做法。

食物要吃得"杂"一些，食谱越杂，就越有益于健康，但这并不表示可以胡乱地增加食物种类。首先，要把食物细致地分类，如谷类和杂豆类、薯类、蔬菜、水果、鱼虾、肉类、蛋类、奶类、大豆制品和坚果、食用油等。其次，每一类都囊括在每日食谱中，主食类（谷类、杂豆和薯类）平均每天要吃到3种以上，蔬菜水果每天4种以上，鱼虾肉蛋类每天3种以上，奶类和大豆制品每天2种，合计是每天12种以上。最后，要抓住每类食物的重点，比如主食一定要有杂粮或杂豆，蔬菜一定要有绿叶蔬菜，食用油一定要有橄榄油或亚麻籽油，诸如此类。

为了帮助大家厘清每天多样化食物到底要吃哪些，以及不要遗漏哪些食材，我们设计了一个"平衡饮食每日重点食材清单"（见下表），大家可以在日常生活中使用，来检查自己是否做到了食物多样化。

平衡饮食每日重点食材清单

	奶类	粗杂粮	绿叶蔬菜	水果	蛋类	畜禽肉	鱼虾	大豆制品	坚果	橄榄油/亚麻籽油
星期一										
星期二										
星期三										
星期四										
星期五										
星期六										
星期日										

"平衡饮食每日重点食材清单"根据平衡饮食多样化的要求设计。

表格横向列出重点食物的种类，包括奶类、粗杂粮、绿叶蔬菜、水果、蛋类、畜禽肉、鱼虾、大豆制品、坚果、橄榄油/亚麻籽油，共计10类代表性食物。表格纵向是日期。

晚上，你可以拿出这个表格对照一下，看看今天都吃了哪些食物，在表格中找到对应的类别，画上一个"✓"。一天之内，若有10个"✓"为最佳；若有8～9个"✓"为良好；若有6～7个"✓"为合格，次日需要改进提高；若只有5个或更少"✓"，则为不合格，次日必须改变和弥补。一周结束时，上面表格中的每一类食物都至少应该有一两个"✓"。

如果你觉得每天用上述表格来记录、监督自己的饮食太机械了，那么我们推荐一些有助实现食物多样化的小方法给大家。这些方法都来自生活实践，非常容易执行。

小分量菜肴，
促进多样化

选择小分量的菜肴是实现食物多样化的有效方法。选择食物时，选择那些小份的、量不太大的，有助于我们多选几样，增加食物种类。比如，同样能量的一份午餐，如果你选择小分量的菜肴，自然就会多选几样，食物种类就会增加。通常，南方地区的菜肴分量较小，三人用餐可以点四五个菜，甚至五六个，一餐下来可以杯杯碟碟有很多个，这自然就会吃到很多不同种类的食物。比较而言，北方菜肴分量就大得多，三人用餐点两个菜是很常见的，一家人吃饭做一两个菜也不少见，这就不利于食物多样化。建议在家里制作食物时，尽可能地制作小分量，增加几个菜肴的品种，不但能调众口，还有利于食物多样化。

同类食物互换，
帮助饮食多样化

经常尝试一些你没见过的、没吃过的，或者平时不怎么吃的食物，既可以调剂餐桌，又可以增加食物种类。许多家庭主妇觉得每天买菜是个大难题，吃来吃去总是那几样，全家人都吃腻了，毫无新鲜感。她们日常选择食物的时候，总是习惯性地选择

043

那些自己常吃的、熟悉的品种，这就很容易吃腻。

将同类食物进行互换，能促进食物多样化。当然，这就要求你知道哪些食物是属于同一类别的，或者不同类别食物主要提供哪些营养成分。比如，大米、面粉是粮食，马铃薯、红薯、山药、芋头等是薯类，但它们都主要提供碳水化合物，都可以作为主食，可以互换。又比如，畜禽肉类、鱼虾和蛋类，甚至还包括大豆制品，主要提供优质蛋白，都属于蛋白质食物，可以互换。蔬菜种类更多，可以分为绿叶类（如油菜、菠菜等）、瓜果类（如西红柿、黄瓜、茄子等）、菌藻类（如木耳、香菇、海带等）、鲜豆类（如豇豆、四季豆等）、根茎类（如胡萝卜、白萝卜等）等，都可以换着样吃。实际上，在每一类食物的选择上，不要只盯着一两种食物，经常换一换才好，比如吃肉不要总吃猪肉，时常换成牛肉、羊肉、鸡肉、鸭肉等；吃杂粮也不要总是小米粥、玉米饼，时常换成燕麦、荞麦、红小豆、绿豆等；吃大豆制品也不要只喝豆浆，豆腐、豆腐干、素鸡、干豆腐等时常换一换。

多样化不等于花样化

食物多样化有一个很常见的误区，有的人会认为早餐吃花卷，午餐吃馒头，晚餐吃面条，这就是食物多样化了。其实不然，花卷、馒头和面条都是白面粉做的，实际是同一种食物，只是花样不同而已。举个例子，有些妈妈给孩子做早餐，同样的白面粉，今天做个小猪的造型，明天做个小鸟的造型，后天又做了个小鸭的造型，这些造型上的"花样"并不是食物多样化，在营养上它们都是一样的。正确的做法应该是今天吃大米饭，明天喝小米粥，后天吃全麦馒头、喝杂粮粥，这样才可以有效地增加食物的多样性。

食物的数量标准化

食物多样化是基础，但并不是健康饮食的全部，还要考虑各类食物的摄入量或各类食物分别占多大比例，这更为关键。某种食物摄入量或比例不合理，比如肉类吃太多，蔬菜水果摄入量太少，都不利于健康。

实际上，主食类（谷类、薯类和杂豆）、蔬菜水果、鱼、肉、蛋、奶、大豆制品、食用油和盐等各类食物都有一个大致合理的摄入量参考标准。只有这些食物的摄入量或比例接近参考标准，才能算饮食平衡。

中国营养学会根据中国居民饮食习惯和身体对营养素的需要，给出了各类食物平均每天推荐摄入量（详见本讲结尾附件），可以作为日常进食的参考标准。当然，这里说的标准，并不需要精确计算和准确称量，而是一个大体的估计。比如，一个普通的成年人平均每天要吃一个鸡蛋、300毫升奶类、500克蔬菜、250克～400克水果、50克肉类和50克鱼虾，以及250克～300克主食（干重）。

一般地讲，年龄、身高、体重不同或劳动强度不同的人，主食摄入量会有较大差异，而其他食物变化不大。主食是吃多一点儿，还是吃少一点儿，要考虑自己的体重和劳动强度，体重轻或体力劳动者要多吃一些主食，而体重超标或脑力劳动者则要少吃一些主食。

另外，各类食物的推荐摄入量都是一个范围值、平均值，可以根据自身情况浮动，或者按一段时间（比如一周）来计算平均值，不一定要每天都严格称量了再吃。

但是，无论如何，科学饮食、合理营养离不开相对标准化的定量，不能凭感觉随便吃。想吃多少吃多少，爱吃的多吃，不爱吃的少吃，这怎么谈得上科学、合理呢？掌握给食物定量的大致方法是非常重要的，这也是实践平衡膳食的重要手段。

食物定量的办法很多，学术上我们常常用"克""千克"来表示食物的重量，传统上也会用"斤""两"来计量和购买食物。在生活中我们可以用更形象的"一把""一碗""一捧""一个"来量化食物，掌握日常食物的摄入量。比如，以中等身材成年女性的手为参照的话：一把瓜子相当于10克左右的坚果，一把油菜相当于100克左右的绿叶菜，一个拳头大小的馒头相当于50克面粉，一杯牛奶大约200毫升，一个中等大小的鸡蛋差不多50克，一块手掌心大小的瘦肉大约50克，一个拳头大小的苹果大约200克。

我们以成年女性的一顿午餐为例，大致说明一餐中各类食物吃多少才合适。一顿午餐，要由主食、蔬菜、蛋白质食物（肉类或鱼虾）构成。

主食摄入量为50克～100克米饭，也就是大半碗的量，如果不吃米饭换成馒头，一餐馒头的数量几乎相当于自己的一个拳头大小，这些主食基本就够了。

每天要吃500克蔬菜，平均到每一餐大概要150克，也就差不多相当于3把。这里的500克或150克是指生的重量。蔬菜做熟之后重量会发生变化，变化有大有小，像菠菜、油菜这些叶类蔬菜做熟后因水分流失而变轻，萝卜、黄瓜做熟后重量几乎没有什么变化。当然，考虑到蔬菜能量都比较少，只要不吃得太饱，每餐即便多吃一点儿也没问题。

肉类每天吃50克左右，做熟后也就是两根手指大小的数量；鱼虾类的数量也是每天50克左右，做熟后大约是掌心大小的一块鱼肉或虾肉。

鸡蛋和牛奶的定量是相对比较容易的，鸡蛋每天吃1个就够了，牛奶每天300毫升，无论是盒装的还是袋装的牛奶，外包装上都会标注容量。如果你喝的是小盒装的牛奶，一盒奶通常就是250毫升左右，再来一小杯酸奶就达到推荐的摄入量了。

至于水果，每天吃一个拳头大小的苹果或者是一根香蕉基本就可以了。如果是草莓、樱桃、蓝莓这样的小水果，可以抓一把，两把大概就是一天的量。

除了重量上要有所保证，更要保证上述食物的进食频率，保证进食频率合理。简单地说，就是蔬菜要餐餐有，主食要餐餐有，蛋白质食物（肉类和鱼虾）要餐餐有，水果要天天吃，奶要天天喝，鸡蛋要天天吃。

体重，
可以直观反映食物摄入是否合理

　　体重能最直观地反映日常饮食总量是否合理。如果体重适宜，不胖也不瘦，那就说明食物摄入总量是合理的，只需要注意一下食物种类多样化就可以了；如果超重肥胖，或者体重有逐渐增加的趋势，则说明食物摄入过多，需要减少食物的摄入，尤其要少吃主食、肉类、零食等能量高的食物，多吃一些蔬菜；如果体形消瘦，或者体重逐渐减少，则说明食物摄入不够，应该增加一些主食、鱼、肉、蛋、奶等，如有必要还应减少一些蔬菜和水果。总之，体重可以作为食物摄入量的试金石，对体重进行监测并有效管理，就可以反推食物的摄入量和饮食结构，使之达到合理水平。

分餐有利于食物定量

　　分餐，使用专门的分餐盘也有助于食物定量。分餐盘自带

"平衡功能"，里面有3~5个不同的分隔，食堂里常用这种分餐盘，一荤两素或两荤两素。你可以在每个格子里装上不同种类的食物，有利于我们对食物进行分类和大致定量。以3个格子的分餐盘为例，一格装主食，一格装肉类，一格装蔬菜；如果是4个格子的分餐盘，可以装一份主食、一份肉类和两份蔬菜等。当然，如果没有专门的分餐盘，在家里用一个圆盘子也可以分餐，把自己要吃的菜肴单独取出来装到盘子中，就像吃自助餐一样。分餐的重点在于，在吃饭之前先把一餐的食物定好量，做到心中有数。时间一长，经验多了，即使在外就餐也会对食物有一个估计，既不容易吃多，也不容易吃偏。另外，分餐更加卫生，能减少交叉传染，家有儿童时更应该分餐。

食品秤定量更准确

很多家庭的厨房里都有一个必备工具——食品秤，用来称量厨房里各种食材的重量。把自己吃的食物经常称一称，重量更精准。有人在做米饭、蒸馒头、和面包饺子之前，用食物秤称量一番，可以准确地计算出一家人这一餐食物的摄入量。并且，称重的时间长了，就会炼成"火眼金睛"，看一眼食物就知道大概有多重了。

特别要强调的是，前文所说各种食物的重量，都是指可食部分的重量，要去掉不能吃的皮、壳、骨头等再称重。另外，我们所说的重量是食物的生重，烹调之后食物重量就变了。比如，大米做成米饭后重量要增加一倍多（因为吸水），蔬菜炒熟之后重量减轻（水分流失），肉类煮熟之后重量也会减轻（水分流失）。并且，食物增加或减轻的重量，会因为个人烹饪手法不同而不同，这也是为什么一定要称食物生重，而不是熟重的原因。

选择食物要个性化

对于那些处于特殊生理时期的人群，如孕妇、乳母、儿童、老年人等，他们需要更多的营养照顾，饮食需要也有所不同。

孕妇处于妊娠的特定生理状态下，肩负着保持自身健康和提供胎儿生长发育所需营养的重任。她们需要更多的营养，饮食上需要由多种多样食物组成的平衡膳食，同时要常吃含铁丰富的食物，选用碘盐，增加奶、鱼、禽、蛋以及瘦肉的摄入，整个孕期都要保证绿叶蔬菜的摄入，甚至还需要额外定量补充叶酸。

哺乳期的女性兼顾补偿分娩时营养损耗、自身器官功能恢复，以及分泌乳汁的需要，比非哺乳妇女需要更多的营养，尤其需要增加动物性食物，如鱼、禽、蛋及瘦肉等可提供丰富优质蛋白质的食物，每天需要比孕前增加80克～100克的鱼、禽、蛋和瘦肉。此外，她们还需要一些重要的维生素和矿物质。

老年人随着年龄的增长，进食能力和消化功能逐渐下降，需要营养密度更高的食物加以补充。他们日常更需要增加奶类、豆制品、肉类食物的摄入，需要增加高钙食物的摄入量，需要定时定量进餐，合理加餐，需要合理服用一些维生素和矿物质营养补充剂。

儿童处于生长发育的高峰期，体格生长、智力发育、免疫功能完善都离不开充足的营养。另外，他们的脑力活动量和运动量都很大，对能量和营养素的需要相对高于成年人，需要更多肉类、鱼虾、蛋类、奶类提供生长发育所必需的优质蛋白，需要合理选择零食，避免超重和营养不良。

有些人处于疾病状态，需要通过饮食调理实现身体康复，他们也需要更多的营养，有时还需要严格控制饮食。比如，糖尿病患者要注意饮食中主食的数量和种类，注意水果的选择和用餐的时间，甚至还需要适当调整进餐的顺序；高血压患者需要保持适宜的体重，清淡饮食，使用低钠盐，减少加工食品摄入，定期监测血压变化；手术之后的患者在恢复期急需加强营养，需要注意增加优质蛋白的补充，必要时还要给予肠内或肠外的营养支持。

有些人是素食者，从来不吃肉类，那就需要多吃大豆制品，来满足身体对蛋白质的需求，还要适当补充维生素B_{12}等维生素及矿物质。有些人正在减肥，那就需要控制总能量的摄入，减少主食，增加蔬菜的数量，保证优质蛋白。有些人正在健身，那就需要较多的蛋白质食物摄入，要吃更多的瘦肉、蛋类，喝更多的奶，甚至要额外补充一些蛋白粉。这些不同人群的个性化饮食建议，我们将在后面为大家做详细的讲述。

总而言之，食物多样化是保证营养均衡的基础，没有多样化食物种类就没有全面而充足的营养。在此基础之上，还要掌握各种食物摄入的大致数量，才能达到平衡。平衡饮食还有一层含义，那就是食物的品种和数量可以调整，即今天吃肉多一点儿，那明天就少吃或不吃肉；昨晚有应酬吃了很多高蛋白的美食，那么今天早餐就别吃鸡蛋、喝牛奶了，只吃一些粮食和蔬菜。一般来说，平衡饮食不需要教条地照着食谱吃饭，只需要掌握一些基本原则，最后再根据自身的实际情况，合理调整，就能使你获得更加健康的体魄。

关键词解析

●《中国居民膳食指南》

《中国居民膳食指南》是根据营养科学原则和百姓健康需要，结合当地食物生产供应情况及人群生活实践，给出的食物选择和身体活动的指导意见。各国的膳食指南均由政府或国家级营养专业团体研究制定，是健康教育和公共政策的基础性文件，是国家实施和推动食物合理消费及改善人群营养健康行动的一个重要组成部分。

●膳食模式

膳食模式又称膳食结构，是一个国家、一个地区或个体日常膳食中各类食物的种类、数量及其所占的比例。

膳食结构的形成是一个长期的过程，受一个国家或地区人口、农业生产、食品加工、饮食习惯等多种因素的影响，理想的膳食模式应该是平衡膳食。

● 可食部

可食部，简单来说就是食物可以食用的部分，相对于市场上采集来的样品（"市品"）而言，很多食物具有不可食部分。按照百姓通常的加工、烹调和饮食习惯，去掉其中不可食用的部分后，剩余的即为食物的可食部分。比如土豆的可食部指去皮之后的部分，鸡蛋的可食部指去掉蛋壳的部分，排骨的可食部指去掉骨头的部分。

关键营养信息

❶ 好食物还要有好搭配，保证营养较理想的模式是平衡膳食模式。平衡膳食要求食物的种类要多样化，食物的数量要标准化，食物的选择要个性化。

❷ 蔬菜要餐餐有，主食要餐餐有，蛋白质食物要餐餐有，水果要天天吃，奶要天天喝，鸡蛋要天天吃。

❸ 食物要吃得"杂"一些，食谱越杂，就越有益于健康。

❹ 选择小分量的菜肴是实现食物多样化的有效方法。

❺ 经常尝试一些你没见过的、没吃过的，或者平时不怎么吃的食物。

❻ 将同类食物进行互换，能促进食物多样化。

❼ 分餐有利于保证饮食结构平衡，满足营养需要，更可以避免食物浪费，减少交叉传染。分餐盘自带"平衡功能"，有助于食物定量。

❽ 体重可以作为食物摄入量的试金石，对体重进行监测并有效管理，就可以及时调整食物的摄入量和饮食结构，使之达到合理水平。

附件：《中国居民膳食指南（2016）》常见食物每天摄入量

食物类别	食物数量
谷薯类	250克～400克
——全谷物和杂豆	50克～150克
——薯类	50克～100克
蔬菜类	300克～500克
水果类	200克～350克
畜禽肉	40克～75克
水产品	40克～75克
蛋类	40克～50克
奶及奶制品	300克
大豆及坚果类	25克～35克
盐	<6克
油	25克～30克

FOUR

第

讲

喝水也有对错

我们在推广"21个好习惯健康饮食体验营"的时候，提倡"一天喝掉8杯白开水"！我发现体验营里很多人都非常关心喝水这个话题。当时有一位体验者说他大约有10年没喝过白开水了。我感觉很纳闷，那他都喝什么了呢？后来我才知道他一直都在喝蜂蜜水，这是因为他听说喝蜂蜜水可以缓解便秘！不但在体验营里，在日常生活中我也发现，不少人在桌子上放一个小小的养生壶，每天都在"保温杯里泡枸杞"。喝水已经不是单纯地补充水分，喝水养生已经变成许多人日常生活的一部分。

喝水看似简单，实际上却很有讲究，更有对与错！那么，白开水、矿泉水、糖水、蜂蜜水、盐水、茶水……各种各样的水，我们到底该喝哪种？喝多少？怎么喝？这些问题都值得我们每个人认真对待！

每天到底要喝多少水

"多喝点水！"当你感冒发热了，医生和家人一定会这样跟你说。确实，在生病的时候多喝一些水，可以加速新陈代谢，帮助身体尽快恢复，但是仅仅说一句多喝水还不行，到底要多到什么程度，喝多少才够呢？这可不能一概而论。

该喝多少水，要因人而异，因情况而异。按照《中国居民膳食指南（2016）》的建议，对普通的健康人来说，每天要喝1500毫升～1700毫升水。这相当于常用的一次性水杯约8杯。当然，这也只是最低限量，实际饮水量应该超过这个数值才行。此外，一些比较特殊的情况，如感冒、发热、大量出汗、长时间运动、日晒等，还要在此基础之上增加一些饮水量。患有痛风等特殊疾病，以及哺乳期妈妈等特殊人群，都需要喝更多的水才行，甚至每天要喝3000毫升水，大约10杯的样子。反之，一些肾脏疾病患者，则不太适合多喝水，喝多了反而会对身体有害，饮水量要遵医嘱。

前面说过，普通人每天要喝1500毫升～1700毫升水，即8杯水左右。数字其实很好掌握，关键在于怎么把这8杯水喝下去。这对一些人来说，还是有一定难度的。很多人没有主动喝水的意识和习惯，只有在感到口渴的时候才咕咚咕咚地灌上一杯。然而事实上，我们的身体在轻度缺水时是不会感到口渴的，当有口渴的感觉时，身体已经缺水到一定程度了，而感到明显口渴时，说明身体缺水已经比较严重了，这时补水已经有点儿晚了。

关于饮水有一个关键词，就是"主动饮水"！要提前喝，主动喝，切莫感到口渴时再喝水，这是一个非常重要的饮水原则。"主动饮水"最关键的措施就是提高饮水的频率，增加饮水的次数。你可以有一个大体的安排，比如早晨起床之后喝一杯200毫升左右的水，晚上睡前再喝一杯200毫升左右的水，其余6杯水可以均匀地分散在一天当中喝。在我们体验营里就有一位非常认真的小伙伴，他会设置闹钟来提醒自己按时喝水，以完成每天8杯水的任务。如果你觉得这个办法太教条了，过于刻板，那我们可以用一个简单点的办法来提醒自己，即通过尿液的颜色来判断喝没喝够水。

一般情况下，早上起床第一次排尿比较浓缩，尿液是深黄或者淡黄色，这种颜色就代表身体缺水了。喝水会使尿液颜色逐渐变淡，随着饮水量的增加，排尿次数的增加，尿液的颜色越来越淡，直至清亮无色，就代表身体里水量合适了，到这个时候，其实你的饮水量就差不多了。因此，不妨关注一下尿液的颜色，只要看到尿液发黄，或者长时间没有排尿，你就应该意识到自己该喝水了。当然，如果你吃了一些药物，比如B族维生素，也会让你的尿液变黄，在这种情况下就不能用尿液的颜色来判断了。

有人担心水喝得太多会发生水中毒，实际生活中水中毒不是那么容易发生的。对于健康人来说，即使喝水量大一些也极少会发生水中毒的情况。每天8杯水，甚至再多几杯，都无须担心。

增加饮水量有良方

　　增加饮水量的方法有很多，可以买一个漂亮心仪的水杯，这可以让你无形中多喝一些水，这个办法对女生尤其有效；如上班的时候，把水杯放在办公桌上触手可及的地方；外出的时候，包里随时带着一杯水；如果在家里专门设置了水台，可以放上一些漂亮的杯子和茶具，方便随时取用，既温馨又便捷。另外，在白开水里加了玫瑰花、菊花、茉莉花、大麦茶、糙米茶、牛蒡茶、柠檬、金橘、百香果等，相对于白开水来说，这些水有一种特殊的香气和口味，既丰富口感，又赏心悦目，还很符合健康饮品的要求，非常值得推荐。

　　喝茶水，是一种非常值得推荐的补水方式，茶赋予水更多内涵。茶水是一款无糖、无脂肪、无盐、无添加、纯天然的健康饮品。它含有的茶多酚是有利于身体健康的抗氧化物质，目前动物实验和人群调查报告都显示喝茶有益于身体健康。至于茶是什么品种，是绿茶、红茶、白茶、花茶、乌龙茶，还是普洱茶，在营养师看来无所谓，全凭个人的喜好。虽然茶的品种不限，但有一些细节需要注意，喝茶建议选择用茶叶或者纯茶粉泡的茶水，不要喝茶饮料。

　　茶饮料实际上不是茶而是饮料，目前多数茶饮料含糖比例都在10%左右，这样算起来一瓶500毫升的茶饮料含糖都在50克～60克，像常见的冰红茶、冰绿茶、茉莉茶、凉茶等各种各样的茶饮料大抵都是如此。

饮料是不值得推荐的补水方式。和茶饮料类似的各种各样的果汁饮料、碳酸饮料、果味饮料等，含糖量都非常高。除了添加糖之外，大多数的饮料还添加了色素、香精和钠，这就更是雪上加霜了。此前，微博上有一个令人痛心的报道：16岁男孩连续喝了3年的可乐，几乎不喝白开水，妈妈发现孩子总是喊口渴，且尿多，每次上厕所后马桶边都黏黏的，于是带孩子去医院，医院检查结果显示，孩子静脉血糖比正常人高了5倍多，已患上糖尿病。摄入过多的含糖饮料不仅会增加肥胖风险，还会增加患2型糖尿病的风险。

如果非要选择饮料来进行补水，或者就是想喝点儿饮料了，那要学会"沙里淘金"，选择品质相对"好"一点儿的，建议选低糖或者无糖的品种。可以看饮料标签上的名字，选择名字中含有"低糖""无糖"的饮料；还可以结合看营养标签上碳水化合物这一项，如果每100毫升小于5克或者小于0.5克，就代表这款饮料是低糖或者无糖饮料。（关于营养配料表具体怎么看，我们将在后面专门为大家阐述。）

除了茶之外，咖啡是一款相对健康的饮品，也适合用来补水。越来越多的研究证据表明，咖啡不但对人体无害，还可降低2型糖尿病、阿尔茨海默病等多种疾病的患病风险。不过，利用咖啡补水是好还是坏，取决于到底是什么样的咖啡，总体的建议是，咖啡要选择无糖的，比如，美式黑咖啡，里面只有咖啡和水；普通拿铁、卡布奇诺等加奶咖啡也是可以的，里面只有咖啡和牛奶；但加了奶油和巧克力糖浆的摩卡，加了风味糖浆的香草拿铁、焦糖拿铁等，含糖量都很大，只建议偶尔作为甜饮料喝；如果选择速溶咖啡粉的话，要注意看一下配料表，配料表中只有咖啡豆这个原料的就都可以。如果喝不惯纯咖啡，可以在里面稍微加一点牛奶改善口味。

这里要提一下"三合一"款的速溶咖啡。看一下它的配料表你就会发现，其主要成分是少量咖啡粉加大量糖、奶精和其他食品添加剂，而咖啡因的含量很低，因此，用它补水属于下下之选。长期饮用这种高热量咖啡，可能会增加肥胖的风险。至于一些所谓的白咖啡，里面咖啡因含量更低，是地地道道的重奶、重糖的咖啡饮料，不能用它来补水。

通过喝咖啡来补水，有人会担心咖啡因摄入过多。目前普遍认可的咖啡因摄入的健康上限是每天400毫克。一大杯美式咖啡的咖啡因含量是200毫克左右；一小袋速溶咖啡的咖啡因含量大概是50毫克。对于大多数人来说，一天喝两大杯美式咖啡是可以接受的。有些人对咖啡因比较敏感，可以选择低咖啡因或者无咖啡因的咖啡。

补水不一定非得喝茶或咖啡，也可以通过其他的方式。在日常食物中，水的存在形式很多，粥、汤、奶也完全可以当水喝，比如，有以黄瓜、丝瓜、菠菜、冬瓜、香菇等蔬菜为主料煮成的清汤；有以骨头、肉类、鱼类、虾类等熬制的浓汤；有以雪梨、红枣、莲子、银耳、绿豆、红小豆、枸杞等煮成的甜汤；或者只是使用小米、玉米、大米熬的米汤。这些汤里都含有大量的水分，也是非常好的补水方式。

当然，如果要通过喝汤来补水，应尽量选择清淡一点儿的汤，口味浓郁的汤难免会有较多脂肪和盐，这样的汤不利于油和盐的控制。有的人觉得喝汤费时间，而且熬汤也很麻烦，那喝牛奶、豆浆就灵活多了，既方便又省事，建议你不妨试试。

还有一些水分含量比较大的水果也非常适合补水。在不方便喝水的旅途中，在外游玩时都可以用水果来补水，比如，葡萄、草莓、西瓜、桃子等。水果补水的好处是不但口感清爽，而且营养丰富，补水效果极佳。如果你想用水果来补水的话，建议你洗净后直接吃，不要把水果榨成果汁，这样不仅会损失很多的膳食纤维，还会造成部分营养物质的氧化损失。

像我们在本讲开头说的体验营里的小伙伴那样，早晨起来喝一杯蜂蜜水或者淡盐水的人也大有人在。事实上，蜂蜜水并不值得推荐。蜂蜜本身含有大量的糖，经常喝蜂蜜水会导致糖摄入超标，对健康是不利的。淡盐水就更不推荐了，我们早晨起来，人体缺的是水而不是盐。

市面上还有很多声称是"活性水""过氧水""离子水""碱性水"之类的产品，每一种水产品都宣传可以给人体带来莫大的益处，价格也相对比较贵。但这些所谓的"益处"并没有科学依据，不必太当真。如果你喜欢，喝喝也没问题，但千万不要以为真的对健康有那么多益处。

讲到这里，常见的各种"水"基本上都为大家介绍了，喝水没有那么多的禁忌和讲究，水的来源也可以灵活选择，多种搭配。只要记住一个简单的原则，每天主动地、均匀地喝水，尽量少糖、少盐、少脂肪就对了。掌握正确的补水或选择饮品的技巧，多留意一下这些小细节，它们最终会让你和家人的身体更加健康。

关键词解析

● 咖啡因

咖啡因是一种中枢兴奋剂，它能够直接影响人的中枢神经系统和心血管系统，常见饮品中的可乐、茶等均含有"咖啡因"成分，适度地饮用有驱除疲劳、兴奋神经的作用。但是由于人与人之间体质差别很大，所以反应也有所不同。

● 无因咖啡

无因咖啡，又叫脱因咖啡，因不含咖啡因，脱因咖啡没有提神作用，不会令人兴奋，因此也不会影响睡眠。无因咖啡的健康益处与普通咖啡相仿。

● 添加糖

添加糖是指在加工和制备食品时，添加到食物或者饮料中的糖或糖浆，包括蔗白糖、红糖、砂糖、葡萄糖、果糖，以及各种糖浆等。添加糖是纯能量食物，过多摄入会增加龋齿、肥胖的风险。

关键营养信息

❶ 对于普通人来说，每天要喝 1500 毫升～ 1700 毫升水。

❷ 喝水要提前喝、主动喝，切莫感到口渴时再喝水，"主动喝水"是非常重要的。

❸ 提高饮水的频率，增加饮水的次数，才能做到主动喝水。

❹ 喝白开水是最好的补水方式，别把甜饮料当水喝。

❺ 茶水是一种无糖、无脂肪、无盐、无添加的纯天然的健康饮品。喝茶建议选择用茶叶或者纯茶粉泡的茶水，不要喝茶饮料。

❻ 咖啡对健康的益处取决于到底是什么样的咖啡。

❼ 粥、汤、奶、水果等日常食物也可以补水。

❽ 饮水最简单的原则，就是尽量少糖、少盐、少脂肪、少添加。

FIVE

第

5

讲

健康饮食，
从清淡调味开始

在我们的"21个好习惯健康饮食体验营"里，有一位男士平时表现得特别积极，好习惯落实得特别到位。原来，他在之前的20年里应酬多，经常在外就餐，饮食既油腻又重口味，后来突发中风，才让他意识到健康饮食的重要！

吃得清淡、少油、少盐是健康饮食最重要的原则之一。在合理选择食物、平衡饮食的基础上，注重清淡调味才能真正吃出健康，吃出水平！要想实现这条原则并不难，只需要从两方面入手即可：第一，要关注几种调味品，分别是油、盐、糖，它们不但使用频率高、用量大，更对健康有非常直接的影响。第二，要关注食物的烹调方式，比如你要做一个炒肉片，是选择清炒，还是油炸，烹调方式也是决定食物健康与否的关键。

盯住盐、油、糖三种调味品

▶ 减盐是当务之急

我们先从盐开始说起。作为营养师，我们经常劝人要少吃一点儿盐，但有意思的是，很多人也反过来劝我们说："不行，盐吃少了没有劲儿！""多吃点儿盐有什么关系，多喝点儿水不就行了吗？"

然而，事情真的没有这么简单。我们可以想象一下，吃了很多咸味的食物，就会因感到口渴而多喝水，这样会使血容量增加、血压升高，给心脏和血管系统带来更大的压力。长期的高盐饮食会使人患高血压、冠心病和脑卒中的风险大大增加。

这些心脑血管疾病在我国中老年人群中十分常见，轻则致残，重则致命。控盐，就是预防此类疾病的重要措施之一。关于控盐饮食，下面给大家分享几个小秘诀。

首先，在家制作主食（如花卷、烙饼）时不要加盐；在外购买主食时选择不加盐的；各种带咸味的饼和刷了酱的饼，尽量要少吃或者不吃；食用挂面、拉面、方便面时，尽量不要喝汤，因为其中的盐会溶解在汤里。

其次，要吃新鲜的肉类，不吃加工肉制品，比如火腿、培根、香肠、腊肠、腌肉，这些食物的含盐量都非常高。如果非吃不可的话，建议一周不要超过一次。

最后，尽量少吃咸菜。北方人尤其喜欢腌咸菜，如雪里蕻、萝卜缨、咸黄瓜、咸萝卜等，常吃咸菜是对健康极大的威胁，不但会使血压升高，也会增加患胃癌的风险，最好不要吃。如果非吃不可的话，就用咸菜替代盐去做菜，制作菜肴的时候，用一点儿咸菜调味，就不要再加盐或者酱油了。

此外，做菜的时候如果使用了酱油、大酱等调味品，就要减少盐的用量或者不要用盐。

说到盐的选用，不得不提现在非常流行的低钠盐。低钠盐比普通食用盐减少30%左右的钠，在减少钠含量的同时，还提高了钾的含量。食用低钠盐，可以在保证咸味的同时，大幅地减少钠的摄入量，有助于人体钠钾平衡。对高血压等心脑血管疾病患者来说，选择低钠盐是非常明智的。

与之相似，还有一些低盐调味品，比如淡豆豉、低盐腐乳、低盐辣酱等，都可以选用。需要注意的是，不管是低钠盐，还是低钠调味品，都需要注意摄入总量，否则即使用低钠调味品也于事无补。

至于那些"深海盐""深井盐""竹盐""玫瑰盐""营养强化盐"等，大多是"概念盐"，与低钠盐并没有直接关系，对控制盐的摄入并无直接作用。

减少盐的摄入量还可以在调味料的使用上下点儿功夫。当两种味道混合在一起时，呈味强度会发生变化，味道有时会增强，有时会减弱，我们可以巧妙地运用这些变化，合理调味。比如，酸味会增强咸度，在同样用盐的情况下，炒菜时加点醋，你会感觉到咸味更加明显；又比如甜味和鲜味会掩盖咸味，做菜时如果加了糖或者味精，菜肴就变得不那么咸了，这也提醒我们，带有甜味的菜肴，实际咸度比我们口感品尝到的要咸。日常饮食上，多用一些酸味，少用一些甜味和咸味，也可以帮助我们减少盐的摄入量。

正确选择调味品，改进调味方法，固然有助于减少盐的摄入量，但比这更有效的做法还是减少调味品的使用，多品尝食物天然的味道。比如，避免喝太咸的汤，一碗咸度适中的汤里面至少会有1克盐，可以用米汤、茶水等替代咸汤；又比如，在吃火锅时少用一点儿咸味蘸料；再比如，选择零食可以用水果、牛奶替代加了盐的零食（如薯片、锅巴、烤鱼片、调味坚果等）。

除此之外，还建议你不妨尝试吃一顿无盐的早餐。这个也很容易做到，如以燕麦粥为主食，再配一杯豆浆、一盒酸奶、一个煮鸡蛋、一点儿坚果，再来几个小番茄或者其他水果就行了，根本无须放盐，也不会觉得寡淡无味。

减盐有很多办法，总有一些是适合你的，最重要的还是要有减盐的意识，把减盐一点点地落实在一饭一菜当中，唯有这样，才能把食盐摄入量控制在每天5克以内。

值得注意的是，有的人走上了另外一个极端，干脆不吃盐。这种做法也不可取。食盐里面含有碘，我国大部分地区都属于碘缺乏地区，除了特定的甲状腺疾病患者，绝大多数人都应该食用加碘盐。

▶ 多油有害

如果说"百味盐当先",那么另外一种调味品——油,对健康的影响就更大了!盐,强调少吃一点儿就行了,但油就复杂了,仅强调少吃不行,还得注意品种。

从营养的角度讲,油不单单是调味品,还是营养品,是我们膳食中能量和必需脂肪酸的重要来源,它对健康的影响更大。在厨师界有这样一句话:"油多不坏菜!"做肉类加油,炒蔬菜加油,做素食更要多加油,油让菜肴更加美味,让美食更受欢迎。

而作为营养师,我们看到的是因过多吃油带来的健康问题,肥胖、高血脂、脂肪肝……都与过量摄入油脂不无关系,更糟糕的是,这些问题并没有引起大家足够的重视,许多人沉迷于高脂肪带来的味觉享受,深受其害而不自知。

我国城市居民平均每天食用油的摄入量超过40克,而《中国居民膳食指南(2016)》建议食用油的摄入量是25克~30克。食用油摄入量过多大大增加了患肥胖、冠心病、脂肪肝等疾病的风险。为了健康,控油刻不容缓!

要控制食用油的摄入量,建议大家采用以下办法。

少吃油炸食品,如油条、油炸糕、油饼、麻团、麻花、春卷、油炸丸子、油炸薯条、炸鸡块、炸鸡柳等,这些食物含油量高达50%,经常吃很容易造成食用油摄入超标。

建议少光顾饭店、餐馆、路边摊、大排档等,这些地方的菜肴往往烹调油过多,如果到这些地方用餐,也尽量不要点那些油炸或过油的菜肴和面点。

在家里做饭就很容易控制烹调油量了，可以在厨房准备一些控油的小工具，比如带有刻度的油壶，根据油壶上的刻度还可以控制每次倒出来的油量。控油勺也很实用，每勺10克油。家里几个人吃饭，做几个菜，每个菜用几勺油就有数了。这些小工具可以帮我们有效控制烹调油的总量。

除了控制食用油的总量，厨房烹调油还要多样化，不要总吃一种烹调油。说到这里大家不妨回顾一下，你家的厨房里有没有3种以上的食用油？其中有没有一种是橄榄油或者亚麻籽油？如果答案是否定的，那么就说明你和其他大部分人一样，还没掌握科学用油的方法。因为不同的食用油，脂肪酸组成不同，各具营养特点，没有哪一种油是完美的，食用油多样化才是最佳选择。

实现"食用油多样化"的方法操作起来也很简单，买小包装食用油，多种油换着用。小包装的好处是可以在短时间内使用完毕，用完一种再换另外一种，如此交替食用，既可以让油多样化，还能避免油脂氧化变坏。

如果你不习惯一瓶一瓶地交替着用，也可以混合食用，如把三种不同的植物油各取少量混合在一个小油壶中，摇匀后使用，相当于一瓶"自制调和油"。需要强调的是，在自制的调和油中一定要有葡萄籽油、亚麻籽油、紫苏籽油、核桃油中的一种或两种。这些不经常食用的油脂更有利于改善我们日常食用油中 ω−3 脂肪酸摄入不足的现状，非常值得推荐。

▶ 控糖也很重要

如果说油和盐是最常用的调味品，那紧随其后的一定非"糖"莫属了。众所周知，吃糖太多会导致肥胖、血脂异常、高血糖、龋齿等健康问题，很多人从来不主动吃糖，不喝甜饮料，不吃甜食，但百密一疏，不少人在制作菜肴时却放入了大量的糖。

很多人在家里做菜喜欢用糖来调味，传统的红烧肉、鱼香肉丝、锅包肉、菠萝古老肉、可乐鸡翅等，无一例外都要加糖，加糖可以让菜肴的口味更醇厚、更好吃。就算没有刻意加糖，我们用到的调味品，比如番茄沙司、甜炼乳、甜面酱、甜辣酱、甜料酒等也都含有糖。

《中国居民膳食指南（2016）》建议：每天糖摄入量不超过50克，最好控制在25克以内。这50克糖不但包括加工食品中的糖，还包括饭店厨师或者我们自己制作食物时加进去的各种糖和调味品中的糖。

如果你以前习惯在做菜的时候加糖，那么建议你以后要改变一下，不要主动往菜肴中加糖，也尽量不要使用含糖的调味品。烹调加糖除了增加糖的摄入量之外，还会降低菜肴的咸度，让菜肴吃起来不那么咸，进而导致盐的摄入量增加。

你看，油、盐、糖都是最常见的调味品，看似每天吃得不多，可长年累月下来，对健康影响巨大，必须引起重视。

善用几款
家庭烹调必备营养调料

再给大家推荐几款家庭中必备的营养调料，合理使用它们可以有效减少油、盐、糖的用量。

最推荐的是醋，大家可能都听说过醋有软化血管、美白、美容等功效，但这些说法并不科学，我们推荐醋是基于三个方面：第一，在烹调时加醋可以减少盐的用量；第二，加醋还能保护菜肴中的一些营养素，比如炒绿叶蔬菜，先加入一点儿醋，可以降低维生素C的损失；第三，加醋能杀菌、抑菌，有助于食品卫生。还有番茄酱、酸黄瓜、番茄、柠檬等果蔬或果蔬汁也能提供酸味，也是酸味来源，都可以作为调味品加入菜肴中。

再推荐一款可以在家自己调配的捞拌汁，它的主要原料有水、海鲜酱油、香醋，以及少许盐、糖、蒜末、小米椒等。按照个人口味依次将这些原料混合就可以食用了。这种捞拌汁不但口感好，关键是能量低，盐含量也很少，最适合做凉拌菜，荤素皆宜，例如，做纯素的，加木耳、黄瓜、洋葱、豆皮、金针菇、圆生菜、菠菜，清淡爽口；想吃荤的，用花蚬子、鲍鱼、海参、海蜇皮等海产品凉拌，也很可口。

香蒜汁（把大蒜捣成汁，加入少许油、盐、酱油和香油）可用于拌凉菜、蘸饺子、蘸猪肝，以及在蒸茄子、煮虾仁时淋上一点儿，炒菜时也可以使用，口味清淡，数量可控，对减少油、盐、糖的摄入很有帮助。

大蒜、姜、葱、芥末、胡椒、花椒、八角、咖喱等食材和香料，有自身独特的香味，既可以代替咸味又不增加盐的摄入量，都可以在烹调时酌情使用。

蚝油、海鲜汁、沙茶酱等混合型调味品兼具香、辣、甜、咸等味道，适合拌面、拌菜、煮肉、炖鱼、做汤等。这些调味品已经添加盐了，用它们就不要额外加盐了。

合理利用上述这些调味料能帮助我们实现"三减"，即减油、减盐、减糖。而另外一些调味料在使用时要特别注意适量，比如芝麻酱、花生酱、沙拉酱等，它们的脂肪含量比较高，过多食用会带来能量过剩的风险，做凉拌菜或蔬果沙拉时加一点儿，调调味就可以了，否则看似健康的蔬菜或水果沙拉，将变身为高热量、高脂肪的食物。

有一些复合调味料，比如浓汤宝、玉米香菇羹、牛肉蘑菇汤、酸辣汤调味料等，这些复合调味料确实使用很方便，但它们并不是真正的浓汤，并不具高汤或上汤的营养价值，只是用各种食品添加剂模拟浓汤的味道而已，而且大部分还含较多的钠，不建议作为汤饮用。如果在菜肴中使用了，要记得相应地减少盐的用量。

在国家卫健委开展的全民健康生活方式"三减三健"专项行动中，"三减"的目标是，到2030年，人均每日食盐摄入量不超过5克，成人每日食用油摄入量不超过30克，人均每日添加糖摄入量不超过25克。这不仅仅是国家的健康战略，更是关系我们每个人健康的具体举措！以上提到的减少油、盐、糖的方法都很实用，希望能帮助你实现"三减"的目标。

改善烹调方式
利于控油、减盐、少糖

上好的食材加上合理的调味固然可以让食材的味道和营养加倍，然而烹调方式也是决定食物营养价值极其关键的一环，再好的食材，再好的调味品，没有合理的烹调方式也是枉费。

▶ 油炸

油炸蔬菜、油炸肉类和油炸主食都非常常见，但油炸是最不值得推荐的烹调方式。油炸会带来大量的能量，令人发胖；高温会破坏食物的营养成分，分解有益物质；还会产生致癌物质，如油炸肉类会产生杂环胺，油炸主食则会产生致癌物丙烯酰胺，如果炸食物的油反复使用，危害会更严重。

如若赶上年节，非要油炸不可，我们建议选择一些热稳定性比较好的植物油，如精炼大豆油、精炼花生油等，这些油相对耐高温一些，油炸时产生的有害物质较少。

相对而言，白灼、清炒、蒸制、清炖和凉拌等烹调方法更值得推荐。越是简单的调味，越能彰显食材的本色，并且这几种烹调方式都无须高温，最好选择特级初榨橄榄油、亚麻籽油、紫苏籽油、核桃油等对热比较敏感的食用油。

▶ 清炖

直接把肉类放到锅里，加入适量水，先用大火烧开，然后改成小火慢炖，炖好之后还可以撇去浮油，再进行调味。这种做法可以少用油、盐，更能品尝到食物自然的味道。

▶ 白灼

先烧开一锅水，把清洗干净的蔬菜放进去，焯一两分钟。当水再次滚沸时立刻捞出，摊在大盘中凉凉。再重新起锅，做一点汁儿淋在蔬菜上就可以了。

▶ 蒸制

这种烹调方法既适合肉类，也适合蔬菜。很多绿叶菜都可以蒸着吃，比如把小白菜、茼蒿叶子切碎，撒上一些面粉、玉米粉，轻轻抓匀之后，放入锅里蒸几分钟，然后用蒜泥、醋或者香油，配成调味汁，浇在蒸菜上，就是一盘美味了。

▶ 凉拌／生吃

蔬菜凉拌或者生吃，并不难操作，蔬菜清洗干净，直接生吃或者加入酱汁凉拌都可以。

生吃或者凉拌，关键在于酱汁的选择，可以用番茄酱、柠檬沙拉汁、醋等进行调味，蘸食。

生吃或者凉拌，可以控制油、盐自不必说，对控制食量也有好处，比较适合超重或者肥胖者。

有人喜欢把蔬菜加少许水果打成浆，直接喝，比如芹菜、胡萝卜、苹果这三种食材混合打成果蔬汁，就特别受欢迎。这种吃法根本不需要使用油、盐、糖调味，能大大降低油、盐的摄入量，也是一种值得推荐的烹调方式。

有些传统的烹调习惯，如果稍加改良，也对"三减"大有裨益！比如，制作水饺、馄饨、馅饼、包子等这些馅食的时候，少往馅里加油，改变"一咬一口油"的偏好；做炒饭要控制加油量，避免使每个饭粒上都裹着一层油；炒菜、拌凉菜过程中不要二次放油或淋明油。

这些都是我们日常生活中的一些小细节，油也好，盐也罢，都是我们日常饮食的一部分。我们每个人，都是自己健康的第一责任人，也是家人健康的守护人，在日常食物制作过程中，重视烹调健康，合理使用调味品，对我们自身及家人的健康大有裨益。

关键词解析

● 低钠盐

低钠盐比普通食用盐的含钠量低30%左右，在降低钠含量的同时，提高了钾的含量。食用低钠盐，可以在保证口味的同时，减少钠的摄入，有助于人体钠钾平衡。

● ω-3脂肪酸

ω-3脂肪酸是一种多不饱和脂肪酸，主要为α-亚麻酸、二十碳五烯酸（EPA）和二十二碳六烯酸（DHA）。因多不饱和脂肪酸中第一个不饱和键出现在碳链甲基端的第三位，称之为ω-3脂肪酸。植物油（含有亚麻酸）和鱼油（主要包含DHA、EPA）是这个系列多不饱和脂肪酸的主要来源。其中，DHA是视网膜光受体中最丰富的多不饱和脂肪酸，具有促进胎儿大脑发育的作用。EPA具有降低胆固醇、甘油三酯和血液黏度的作用，能够预防动脉粥样硬化等心血管疾病。

● 必需脂肪酸

必需脂肪酸指人体不可或缺且自身不能合成，或人体自身产生的数量远远不能满足人体需要的脂肪酸。人体常见的必需脂肪酸有亚油酸和α-亚麻酸。必需脂肪酸摄入量每天应不少于总能量的3%。

关键营养信息

❶ 吃清淡、少油、少盐的食物是健康饮食最重要的原则之一。

❷ 每天食盐不要超过 5 克，推荐选用低钠盐，是预防高血压、脑卒中等疾病的重要措施之一。

❸ 烹调油对健康影响较大，应该多样化，推荐橄榄油、油菜籽油、亚麻籽油、紫苏籽油、核桃油等植物油，它们有助于改善我们日常食用油中 ω−3 脂肪酸摄入不足的现状。

❹ 少吃甜食，制作菜肴尽量不要主动加糖，少食用加糖菜肴。

❺ 改善烹调方式利于控油、减盐、少糖。尽量不要油炸、煎烤，推荐炒、蒸、煮、白灼、凉拌等烹调方式。

SIX

第

讲

厨房安全，不得不知

所有的营养美味都来自一个地方，那就是"厨房"。厨房是我们居家生活的主角，在我们日常生活中占据着非常重要的位置，也是我们家中物品最密集的场所，还是健康隐患最多的地方。不妨看一看你家的厨房，如果存在以下现象，那就有可能存在安全隐患了。

1.做饭习惯只用一块菜板；

2.一周以上没有清理冰箱了；

3.往冰箱里放食物的时候，没注意放什么位置比较好；

4.湿漉漉的抹布随意地摆在洗菜池的一角；

5.餐具超过三个月没有经过彻底消毒；

6.只有过年才想起换一次碗筷；

7.忘记倒隔夜的厨余垃圾，里面已经有腐烂的饭菜；

8.做饭前没有认真清洗双手；

9.经常会将剩饭剩菜放入冰箱；

10.从来没有关注过厨房饮食安全的知识。

上面这些问题，有人不以为然，可能会觉得这不是什么大事，根本没什么大不了的。其实不然，厨房是我们生活的后盾，关乎每个家庭成员的健康。如果疏忽大意发生安全问题，把后勤大营变成地雷阵，那岂不是得不偿失？厨房安全必须引起重视，如果存在问题一定要及时解决。

生熟分开，
知道容易做到难

　　请你先回顾一下，你的家里有几把菜刀、几块菜板？如果你的回答是一刀一板，建议你要改善一下了。不少人家里只备一块菜板，处理蔬菜、水果、肉类都使用同一块菜板，生食、熟食也混用一块菜板。也有的家庭倒是有好几块菜板，可是形同虚设，做起饭来一块菜板一切到底，懒得去换一块再切。有的人是根本没有意识到问题所在，有的人认为没有接触到不卫生的东西，一刀一板很干净，没问题。这两种想法真是大错特错。正确的做法应该是，厨房里至少要有两把菜刀和两块菜板，并且一定要分开使用！这样做的目的非常明确，就是要"生熟分开"，以防交叉污染。

　　要知道"生熟不分"是导致沙门氏菌食物中毒的主要原因。生的食物，不管是生鲜蔬菜、水果，还是肉类、水产品等，都可能含有肉眼无法辨别的寄生虫虫卵及幼虫、细菌、病毒等，菜刀和菜板作为食物的直接接触品，切生食之后极易将其中的病原体残留其上。如果没有"生熟分开"，切完生食后又用来切熟食，那熟食就很容易被污染了。吃了这些熟食，人就容易发生食源性疾病，以前常说的"米猪肉"就是一个例子。当然，现在严重寄生虫病不多见了，最常发生的是沙门氏菌感染，也就是我们常说的"吃坏了肚子"，会有腹泻、呕吐、发热、腹部绞痛等症状，体格健壮的人或许拉几天肚子就挺过去了，但是对于老人和孩子，尤其是有基础性疾病，体格较弱的人，剧烈腹泻导致脱水，如果没有妥善处理，很可能会有生命危险。

在餐饮业，生熟分开是一项最基本的要求，这非常值得我们借鉴。餐饮业不仅仅是两套菜刀和菜板，他们要求至少三套，凉拌菜一套、熟食一套、生菜一套。在家庭厨房里能坚持这么做的并不多，但是我们至少要分两套，一套用来切直接入口的食物，另一套用来切需加热烹调的食材。菜刀和菜板除了专用以外，还要注意用后及时清理，并竖直或者悬挂放置，不能积水，以防滋生微生物。

除了菜刀、菜板，"生熟分开"的理念也要贯彻到其他环节，比如，放在冰箱里的食物要生熟分开，熟食要密封后再放入冰箱，接触完生食的双手要清洗干净后再处理熟食，不要随意把围裙当擦手布，等等。

生吃还是熟吃，
这是个问题

如果说"生熟分开"大家没有特别注意过，那"生吃还是熟吃"却是一个备受关注的话题。经常有人问我，某种食物到底是否适合生吃。从营养和安全的角度来说，生吃还是熟吃，不可一概而论，不同的食物，吃法也各不相同。

水果大部分都建议生吃。水果里没有过多的纤维，再加上做熟的水果会损失大量的营养素，比如维生素C和一些植物化学物质，完全没有必要做熟了吃。对于胃肠功能比较薄弱的老人，不太能接受寒凉的水果，可以将水果用热水烫一下或者微波炉稍微加热一下。生吃的水果一定要注意充分清洗，像苹果清洗方便，实在不行还可以去皮，这类带皮的水果还算好处理，但像草莓、蓝莓之类的水果，简单地冲洗恐怕是洗不彻底的，最好借助一些工具，如果蔬净化机。

蔬菜的情况略复杂一点，大多数蔬菜是不太适合生吃的。首先，蔬菜含有更多的纤维素，粗糙的口感本身就已经将大部分蔬菜排除在了生吃的菜单之外。其次，尽管从营养性来说，生吃蔬菜能最大限度地保留其营养，但从安全性来说，生吃蔬菜会有更大的安全风险。大多蔬菜直接接触土壤，容易沾染霉菌、虫卵，或者其他致病源。最后，不管是在储存还是在运输过程中，蔬菜上也会有很多微生物繁殖。所以蔬菜下锅做熟了吃是最稳妥的办法，哪怕只是用开水烫一下，比如，西蓝花清洗干净后焯一下，可以凉拌，也可以直接放到别的菜里边，这就是兼顾营养和安全最好的方法了。

当然，有些蔬菜，比如西红柿和黄瓜，跟水果很像，这些蔬菜适合生吃。其实，长时间的饮食习惯基本上已经把适合生吃的蔬菜筛选出来了，我们遵循日常习惯就好。除了看种类，蔬菜能否生吃也得看个人体质差异，生蔬菜对胃肠有更强的刺激，有的人生吃某些蔬菜会腹泻、腹胀、胃肠不舒服，如果是这样就要避免生吃。相反，对于便秘者不妨尝试吃些生的蔬菜，或许对缓解便秘有好处。生吃蔬菜还要注意保证数量，不要被自己的眼睛

"欺骗"，因为蔬菜加热会缩水，一大盘蔬菜炒熟之后往往就只有小小的一盘，所以生菜看似吃了一盘，可实际上并没多少，有些人蔬菜摄入量不足往往跟生吃有关。作为营养师，我的建议是尽量吃烹调得当的熟蔬菜，如果要吃生的，一定要保证卫生安全及摄入量。

蛋类一定要熟吃。这样做主要有两个方面的考虑：一是可以杀灭各种致病菌，二是保证营养素的吸收。生蛋极易被致病菌污染，生吃或者简单用开水冲泡，并不能完全杀死其中的病菌，食用后很容易导致食物中毒。接触生蛋还要特别注意，生蛋本身就是一个污染源，蛋壳内外很可能已被污染，接触过鸡蛋壳的手要马上清洗，打开的蛋壳应该马上扔进垃圾桶，不能随意乱放在菜板上、台面上，盛装蛋液的碗筷要及时洗净，避免污染其他食物。即便能够排除污染隐患，直接生吃蛋类也难以被人体所消化吸收。这是因为蛋清中含有生物素结合蛋白、蛋白酶抑制剂等，会妨碍人体消化蛋白质，让蛋类中的优质蛋白质无法被人体充分吸收利用。只有将蛋类加热凝固做熟之后，这些成分才会失活，蛋类中的优质蛋白也就更容易被人体消化吸收了。在生活中，有些人习惯用开水或豆浆冲鸡蛋，这些做法都不值得推荐。

肉类、鱼虾首选熟吃。肉类要尽量加热后熟食，这主要是为了杀灭可能存在的寄生虫和微生物，保证饮食安全。新鲜的肉类即便能保证有害菌不超标，也未必能排除寄生虫的风险。此外，烹调熟化后的肉类更容易嚼烂，利于消化。肉类含有的营养不仅不怕高温，烹调过程还能调和风味、丰富口感，达到营养与美味的完美结合。

淡水类水产品跟肉类一样，也是不能生吃的，可以生吃的只有符合卫生条件的海洋类水产品。因为不管是肉类，还是淡水类水产品中的寄生虫都能在人体内存活，而海洋类水产品中的寄生虫不能在人体内存活。当然，寄生虫不能存活并不代表可以随便吃。水产品营养丰富，很容易滋生腐败菌，生吃的水产品应在严格的条件下宰杀、运输、储存、切割。对于身体虚弱者、孕妇等特殊人群，则没有必要冒险尝试生食。

奶类要喝灭菌的。市面上销售的成品奶制品，都是经过灭菌处理的，从原理上来说，在保质期内的产品都可以直接食用。不过巴氏杀菌奶，为了保持品质降低了杀菌强度，再加上难以保证严格执行全程冷链保存，尤其临近保质期的，最好还是充分加热后再饮用。直接挤出来的生奶，一般人接触不到，但不要以为是原汁原味的新鲜奶就可以直接喝，同样得经过加热消毒才能饮用。

剩饭剩菜，
食之心惊、弃之可惜

在厨房饮食安全中，还有个让人纠结的"剩饭剩菜"难题！现在网络上流传"饭菜不能隔夜""隔夜菜有毒"的说法，让很多人不知所措。很多家庭吃剩饭剩菜都是家常便饭，有的家庭甚至剩了上顿剩下顿，尤其是节假日家庭聚餐之后，剩菜问题更为严重。真正舍得把剩菜全部倒掉的家庭并不多，如此"食之心惊，弃之可惜"，让人纠结不已！事实上，剩菜是否能吃，不可一概而论，要看剩的是什么，剩了多久，在什么条件下储藏，再具体菜肴具体对待，这才是科学处理剩饭剩菜的态度。

如果剩下的是凉拌菜，那就直接倒掉吧。本身凉拌菜的细菌基数就高，隔夜更容易致病菌超标，再加上凉拌菜不适合加热，因此建议最好一顿吃完。制作凉拌菜的时候，一定要考虑到食用量的问题，宁少勿多。如果你感觉一餐中注定会有些菜肴吃不完，也不妨先把凉拌菜消灭掉。

热炒的蔬菜如果刚做完就能预感到会剩，那么最好把一部分菜先盛出来，密封好放在冰箱里，这样保存最好。如果是吃剩下的，一定要保存在冰箱里，并且不要超过24小时，在下次吃之前彻底加热，基本不会有安全问题。但是，蔬菜里的营养成分，如抗氧化成分、维生素C、叶酸等在反复加热之后损失也较严重，而且会使蔬菜的味道、口感大打折扣。因此，如果一餐中感觉会有剩菜，应尽量先把蔬菜吃完。对有荤有素的剩菜，可以把其中的蔬菜吃掉，剩下的肉类挑拣出来单独冷藏保存，留着下一餐食用。

如果剩下的是肉类为主的荤菜，可以密封保存在冰箱里，吃之前彻底加热。在剩下的荤菜中，要首先吃完其中的鱼、虾等水产品，还有各种豆制品，因为它们更容易腐败。

比起剩菜，主食更容易剩下，甚至是多顿剩下来的，许多地方有做许多馒头吃好几天的习惯。上顿剩下来的馒头只要下顿及时加热，就算是多次剩下的，也不会有太大的安全问题和营养损失，只不过反复加热会让馒头口味变差，人也会愈发不爱吃。

像这样一次做很多馒头的情形，建议把做好的馒头放在冰箱里冷冻，而不是冷藏，下次吃的时候，再拿出来加热即可。不管是馒头也好，米饭也好，尽量预估家人的食用量，按需准备，尽量避免剩下，一旦有剩饭，下一顿一定优先消灭掉剩饭，切莫让餐桌上出现加热了好多次的主食。

主食、肉类、蔬菜等一旦剩下就必须妥善存储，一定要保存在冰箱里，这是抑制致病菌繁殖、抑制亚硝酸盐产生的唯一办法。另外，不要以为不是夏天就掉以轻心，北方冬季室内温度并不低，春秋季节的室温也在20℃左右，应该及时把食物分类包装好，放进冰箱储藏。不建议用盘子或碗直接来装，这样往往不能有效利用冰箱空间，也不能很好地密封，可以把剩菜分类装进小保鲜盒，整齐地码放在冰箱中，既能保证密封安全，又能充分利用空间。

对于不得已剩下的菜肴，可以进行旧菜翻新。剩下的米饭可以在下顿熬粥，或者加入一点儿其他杂粮再煮一次，就可以当次日的早餐粥了。中午的剩米饭加入一点儿肉丁、蔬菜丁、香菇丁、鸡蛋等，做成炒饭当晚餐。剩馒头也可以切成片，稍稍煎一下或烤一下，代替面包片来做三明治。剩肉片、肉丁之类可以搭配到新炒的新鲜蔬菜当中。一些大块的带骨肉可以考虑煮成汤，再添加点儿海带、蘑菇、萝卜、青菜等，也是一道完美的菜肴。剩菜翻新要遵循两个至关重要的原则：一是充分加热，无论怎么做，一定彻底加热之后再食用，以保证食物的安全；二是翻新的剩菜要先吃掉，别让它再次剩下。

剩饭剩菜，无论剩下哪一种，无论怎么旧菜翻新，无论如何存储，都是一种无奈的选择，最佳选择还是提前合理规划，避免剩菜。如果不控制一餐中菜肴的总量，每一餐都可能有剩菜，一剩再剩，形成恶性循环。所以"现做现吃""少做不剩"才是解决问题的根本。

最后有一点不得不提醒大家，千万不要因为怕有剩菜或者浪费，就强迫自己吃得太多。"宁可撑死人，不能占着盆"，这是万万不可取的。因为这些多余的食物进入身体，就会变成很大的负担，会变成脂肪堆积在体内，反倒得不偿失。

冰箱存储，
必须得讲究

说到食物存储，就不能不提冰箱，很多人都习惯于买一堆东西，还有吃剩的一堆饭菜，然后不管不顾地一股脑儿塞进冰箱。不管什么食物，总觉得只要塞进冰箱就万事大吉了。这种做法是有安全风险的。千万不要把冰箱当成保险箱，冷藏室只是减慢了微生物的生长速度，那里并不是食物的永久居住地。不同的东西，在冰箱里都有其"安全期限"。剩饭放在冰箱里最多也就存放1～2天，时间过长致病菌容易超标，还会产生有害物质。鸡蛋在冰箱里的存放时间最好不要超过一个月，巴氏鲜奶放在冰箱里也只能放四五天，新鲜蔬菜不建议超过一周，新鲜肉类冷藏不宜超过三天。至于加工食品，是否需要放入冰箱，要仔细看包装上的"保质条件"。千万不可只凭经验判断。

　　除此之外，还得让食材干净、体面地进冰箱才行。许多人将买回来的蔬菜直接连泥带土放进冰箱，当前是省事了，但是后续麻烦很多。腐烂的菜叶会进一步腐烂，成为污染源，蔬菜里的泥土很可能落到冰箱里，不仅容易污染冰箱，还容易污染其他食物。食材如果不密封，除了容易串味，水分还容易挥发出来，在冰箱内壁重新凝结，导致冰箱内部发霉。合理的做法是，放进冰箱前一定要稍加处理，大包装的食物该分装的分装，带皮的食物该去皮的去皮，带土的要将泥土抖落，简单地择掉枯黄或者腐烂的叶子。初步处理之后，还得简单密封一下再放入冰箱，这样不仅能更好地保存食物，还能减轻冰箱的负担。

　　不仅食材放进去之前需要处理，冰箱本身也要定期清理。擦掉冷藏室表面凝结的水珠，清理隔板上撒落的残渣，检查有无霉斑，翻看食物有没有过期，有没有被遗忘很久的食物；冷冻室要视情况除霜，在冰箱食物不多的时候断电清理，这样处理有助于提升冰箱的效率。

　　食物不仅要处理后放进冰箱，而且放在冰箱的什么位置储藏也有讲究。总体原则是熟的食物放在最上面，生的食物放在下面；冰箱冷藏室的最上层可以放奶制品，中间层可以放一些剩菜，下层可以放一些生的蔬菜水果；最容易变质的食物，如豆制品和海鲜，应当放在冰箱下层深处，或者保鲜抽屉里，因为这里的温度最低；而冰箱门上，建议放一些鸡蛋、调味品、容易氧化的油类等；冷冻室的上层可以放一些豆制品，中层可以放一些需要长时间存放的馒头、包子等主食，下层可以放一些肉类、鱼虾等。另

第6讲　厨房安全，不得不知

外，冰箱不要塞得太满，它需要一定的空间来保证制冷效果。

其实，有很多食物都没必要放进冰箱，如蜂蜜、巧克力、糖果、部分蔬果等就不太适合放在冰箱里。蜂蜜放进冰箱里，容易产生结晶，反而会影响它的口感；黄瓜、杧果、香蕉等放进冰箱反而容易出现冻伤，影响品质；饼干、糖果、坚果等这样的干制零食，水分含量很低，微生物无法繁殖，也根本不用放冰箱；土豆、地瓜、山药这样的薯类，放在阴凉干燥的地方，别让阳光直射，保持通风，放一周左右都没什么问题；至于米面杂粮，不必放进冰箱；食用油也不必放入冰箱，保存时避免阳光照射，开盖之后尽快食用完就可以了。其实更应该注意的是保持厨房储存环境的相对干燥、避光，避免潮湿发霉。

用正确的方法科学地存储食物，既可以避免食物营养流失、保证食物品质，又可以减少食物的浪费，有利于保护环境。需要提醒的是，尽量吃新鲜的食物，不要一次买太多，少量多次、合理采购才是最佳的选择。

厨房里的油烟，
能少则少

国家癌症中心的最新报告显示，肺癌是女性的第二高发癌症，40～50岁的女性中肺癌患病率已经与男性接近。我国女性的吸烟率比较低，这么高的肺癌概率与厨房油烟不无关系。研究表明，油烟中含有丙烯醛等有害化学物质，长期吸入可能诱发肺癌。即便没有诱发肺癌这么严重，厨房里的油烟也会损伤皮肤，让你距离"黄脸婆"又近了一步。

减少油烟伤害是每个家庭都需要重视的事情，注意一些细节很有帮助：炒菜时油烟机要提前打开，并调到最高挡；油不要烧得太热，超过烟点更容易产生大量油烟；炒完菜之后，继续将油烟机开两分钟再关。在此为大家推荐一种防油烟神器——透明的塑料面罩，不妨尝试一下。

选择适当的烹调油和烹调方式，也可以减少油烟带来的危害，比如，一级油比二级油的烟点更高，因此高温炒菜用油尽量用一级油；尽量避免油炸和熏烤，多用蒸或者炖，可以将油炸、油煎改为水煎。这里给大家分享一个方法，可以在锅底放一点点油，加一勺水，利用蒸汽把食材熏热、烹熟，水分蒸发后，少许油会把食材底部煎脆，这种做法几乎不会产生什么油烟，非常值得推荐，典型的食物代表是水煎包、水煎蛋。炒菜不要用传统的大火爆炒，可以采用热锅凉油，倒油之后菜马上下锅，因为过高的温度不仅会产生油烟，还会破坏蔬菜本身的营养素。

厨房安全不仅仅是减少油烟、生熟分开、管理好剩饭、清理好冰箱，还要注意其他一些问题，比如碗筷洗净要晾干，厨余垃圾别过夜，等等。只要注意到这些细节，厨房卫生安全会改善很多。如果之前你并没有留意这些，其实想改善并不难，只要端正安全意识，稍加注意，就可以有效地消除厨房饮食安全的隐患，为你和家人的健康提供更有力的保障。

关键词解析

●生熟分开

生熟分开就是将生的食物（还没有烹煮的食物，如生肉、生菜等）和熟的食物（如已经处理过的卤菜、卤肉、凉拌菜和沙拉等）分开。这样做的目的是防止它们交叉污染。

●水煎

"水煎"是针对"油煎"而来的一种烹调方法，就是用少量的油同时加一些水对食物进行煎制，有利于减少用油量，比如，做水煎包，就是先把少量油倒入锅中加热，放入包子，然后把水慢慢地倒入锅中，水的高度大概1厘米，盖上锅盖焖十几分钟，大火收汁就好了。这种烹调方式一方面可减少油脂的摄入，另一方面有利于保留食物煎制的香味。

关键营养信息

❶ 厨房里至少要有两把菜刀和两块菜板，并且一定要分开使用！

❷除了菜刀、菜板，"生熟分开"的理念也要贯彻到其他环节。

❸剩菜是否能吃，切莫一概而论，要具体菜肴具体对待，这才是科学处理剩饭、剩菜的态度。

❹如果你感觉一餐中注定会有些菜肴吃不完，要先把凉拌菜吃完，然后是绿叶菜，荤菜可以剩下来。

❺剩菜翻新要遵循两个至关重要的原则：一是充分加热以保安全；二是先吃掉翻新的剩菜，别让它再次剩下。

❻不要因为怕有剩菜，或者浪费，而强迫自己吃得太多。

❼千万不要把冰箱当成保险箱，冷藏室只是减慢了微生物的生长速度而已，那里并不是食物的永久居住地。

❽生吃还是熟吃，不同的食物有不同的选择。

❾吸油烟机在点火之前打开，在熄火之后开几分钟再关闭，有利于减少油烟对人体的伤害。

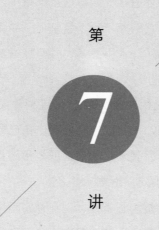

SEVEN

第

7

讲

自制食物的好与坏

曾经有一位微博网友问，自制的柿子醋长毛了还能不能喝，并配了一张照片——一坛子长了毛的柿子。我被吓了一跳，回复道：都发霉这么严重了还怎么喝？赶紧用最快的速度把它倒掉。除了自制柿子醋，这位网友还酿了20斤葡萄酒和10斤水果酵素，并且经常在朋友圈炫耀自己的成果。

我们身边像这位网友一样热衷自制食品的人不在少数：传统一点儿的，在秋天挂晒咸鱼，自己制作酸菜；赶时髦一些的，不是自制水果酵素，就是自酿葡萄酒。他们常常自诩这是没有添加剂的放心食品。

过去自制食物是为了省钱，现在通常是出于乐趣。但是，自制加工食品带给人们心理安慰和便利的同时，也容易带来一些麻烦，比如微生物性食物中毒。中国疾病预防控制中心营养与食品安全所曾发布过一项研究数据，在食物中毒病因分析中，微生物性食物中毒最多。并非所有的食品都适合家庭自制，家庭自制有得有失，自制时一定要控制好卫生，保证安全。

自酿葡萄酒，
工艺难把控，中毒很常见

近几年，自酿葡萄酒成了一种风尚，"自酿葡萄酒更可口"成了人们追捧它的理由。殊不知，自酿葡萄酒存在很大的安全风险。葡萄酒酿造不是简单的工艺，控制不好会导致杂菌污染和杂醇超标，杂醇和霉菌毒素是导致中毒的主要原因。家庭酿制缺乏丰富的经验，不管是在原料、辅料还是在工艺，对杂醇的控制都缺乏标准和手段。再者，个人酿造难以保证环境卫生，操作方式也相对粗放，更缺少良好的菌种，杂菌污染经常发生，导致杂醇和霉菌毒素根本无从控制。况且，酒类早就被世界卫生组织列为一级致癌物，它本就不是一种健康食物，如果自酿酒里面再有那么多有害物质，喝了就更得不偿失了。如果是发烧友或者精酿玩家，具备的知识和资源多，那自然是另当别论；如果是普通人，自酿葡萄酒还是要谨慎行之。

自榨油，
难控制黄曲霉毒素

自榨油也曾风靡一时。不可否认，自榨油能很大程度地保留原料的风味物质，但自榨油并不值得推荐。相信大家都听说过黄曲霉毒素，这是自然界中毒性最强的致癌物之一。只要是农产品，就避免不了带有黄曲霉，花生等油料作物尤甚。自榨油的小作坊缺少检测手段，做不到污染物监测；单纯的压榨缺少精炼，也不能像工业加工一样除掉黄曲霉毒素，所以自榨油里面黄曲霉毒素超标风险是很高的。

烟点低是自榨油的另一个缺点。自榨油其实相当于油脂工业里的"毛油"，工业化生产中的毛油会经历脱胶、脱臭、脱杂等工序才会变为成品油。自榨油没有脱杂，这就严重降低了油的烟点，炒菜时容易产生大量的油烟，油烟里面含有的丙烯醛、苯并芘等都是致癌物质，会大大提高患肺癌的风险。因此，自榨油安全隐患大，不适宜食用。

自制腌菜，
腌出致癌物

腌菜在全国各地都非常普遍，东北的酸菜、四川的泡菜、广东的泡菜、山东的酱腌菜……腌菜已经成了饮食文化的一部分，在人们心中有着不可替代的位置。其实从营养和安全角度来讲，腌菜都不值得推荐。

最典型的是那种自制"暴腌菜"，蔬菜加点儿盐腌几天，味道微酸，口感不错，但这是非常不健康的吃法。在家自制腌菜难免会杂菌污染，产生亚硝酸盐，通常在一周内亚硝酸盐含量达到高峰值，2～3周之后慢慢地下降，基本一月能降低到最低水平。所以暴腌菜这种吃法，存在很大的安全风险。那是不是腌制时间足够长的腌菜就没有问题了呢？现在很多人盐摄入量每天超过10克，远远超过《中国居民膳食指南（2016）》推荐的6克/天的摄入量，吃盐过多使患高血压的风险大大增加。腌菜是一种高盐食物，少吃或者不吃可以减少盐的摄入量，有利于降低高血压发病率。

酸菜腌制的时间虽说足够长，但是它存在更大的健康隐患。家庭自制酸菜只要是吃不完，都会一直放在酸菜缸里。如果在北方，放在室外尚可，但对于大部分城市居民来说，酸菜缸习惯放在厨房、阳台或者楼道里，这些地方温度都不低，加上并不密封的容器长时间放在这种环境里，导致大量杂菌污染就不足为奇了。许多人都有这样的体会，酸菜吃到最后都容易长白毛，这就是很严重的霉菌污染了。但凡是家里自制酸菜，这个问题就很难避免。这样的酸菜，致病菌、亚硝酸盐和霉菌毒素问题，都会带来严重的安全隐患。从营养角度来说，酸菜只是新鲜蔬菜缺乏时代的一种变通手段。实际上，白菜在腌制过程中维生素和植物化学物质都已经消失殆尽，剩下的只是膳食纤维和矿物质，营养价值大打折扣，再加上为了提升口感，熬煮酸菜时往往要放大量食用油，这自然就会导致酸菜的健康收益少之又少，因此还是少吃为好。

在一个拥有"腌菜文化"的家庭中，平时没有自然就会减少摄入量，偶尔想吃的时候可以少买一点儿。选购的时候尽量选择正规企业带有正规包装的，这要比选农贸市场上的散装酸菜略好。总而言之，对于腌菜来说，减少家庭自制，就是降低其摄入量、提高其安全性的有效手段。

自制酵素，
风险大于收益

  漂洋过海而来的酵素，自带时尚属性，不少女性喜欢用酵素来美容、瘦身、排毒，这自然也就催生了自制酵素的风尚。酵素的制作并不复杂，就是简单的水果发酵过程，水果中的糖分转变成为乳酸、醋酸，甚至酒精，再加上细菌产生的酶，这就是酵素的主要成分。酵素能排毒、美容，是缺乏科学的理论基础的，用酵素减肥也并非酵素本身的功效，而是"低能量摄入"在起作用，把酵素换成任何同等能量的食物，都会达到相同的效果。由于家庭制作摆脱不了卫生控制问题，杂菌污染和霉菌毒素成了自制酵素的重大隐患。由此看来，指望"纯手工、无添加制作"的自制酵素来促进我们的身体健康，无异于缘木求鱼。

  说了这么多，那是不是自制食品都是不推荐的呢？其实不是的，不推荐的是那些品质难控制、没有多少营养收益的，对于那些品质易于控制、自己制作能带来更多营养健康收益的食物还是非常值得推荐的，比如自制酸奶、自制豆浆、自制面包和饼干，等等。

自制果蔬汁，
轻松无负担

　　自制果蔬汁操作简单、营养丰富，很适合在家制作。为了提升口感口味，商品化的果蔬汁大多是添加了糖，并且在榨汁的过程中抛弃了果蔬渣，这样就丢失了大部分的营养物质，只剩下了糖分，这些糖就成了游离糖。《中国居民膳食指南（2016）》推荐，每天糖的摄入量要控制在50克之内，最好是在25克之内，过量摄入糖会增加肥胖、2型糖尿病、心脑血管疾病等风险。自制果蔬汁可以自由搭配原料，做到不必添加糖，并且用合适的工具制作还可以保留果蔬渣，这样可以最大限度地保留水果的营养价值。自榨果蔬汁时，可以加片柠檬或放片维生素C，能够抑制多酚氧化酶的活性，从而起到保鲜和保护营养素的作用。自榨果蔬汁没有灭菌步骤，很容易变质，榨汁之后要尽快喝完，不要长时间保存。榨汁工具也要及时清洗，并尽快晾干，从而保证自榨果蔬汁的安全与卫生。

自制酸奶，
健康首选

　　酸奶也是一种比较适合自己制作的食物。很多人嫌商品化的酸奶太甜、香精味太浓、口味不够理想，营养价值也大打折扣。其实，酸奶完全可以按照自己的喜好和健康要求来制作。自己制作酸奶，操作非常简单，工艺过程也好控制。具体的做法如下。

1.准备一个小型酸奶机，目的是精确控温，它的价格不贵，还很实用。

2.准备一袋牛奶和一包益生菌粉，也可以用一小盒新鲜酸奶来替代。益生菌粉有很多品种，开始先少量多买几种，等确定自己喜欢的种类之后再多买不迟。

3.酸奶机的内胆用开水烫一下，然后倒入牛奶、益生菌粉，盖上盖子，保温10小时左右，酸奶就成熟了。成熟后的酸奶放进冰箱冷藏室冷却一下，口感会更好。

4.吃的时候，可根据自己的喜好，加入新鲜的水果丁、麦片、果干等来调节口味。

这样做的酸奶，不仅质量有保证，而且非常新鲜，口味更是随心所欲！也可以用脱脂奶来制作，这样可以降低能量，满足控制体重或者健身人群的需求。

自己制作酸奶，需要注意的是保证器具的清洁，酸奶机内胆要及时清洗，并保持干燥，以免滋生细菌。尽量不要用自制的酸奶来做菌种，以免可能存在的杂菌污染。自制酸奶的存放时间要尽可能短一些，每次少量做，尽快吃完。总之，自制酸奶健康方便，非常值得推荐。

自制豆浆，
值得推荐

　　豆浆是很适合家庭自制的食物，自制豆浆能增加豆制品摄入量，更能自由地搭配原料，有助于实现食物多样化。将豆子清洗干净，浸泡几小时放到豆浆机里，十几分钟豆浆就打好了。制作豆浆时，将豆子和水按照1：20的比例进行搭配，这样做出来的豆浆浓淡适宜。如果豆浆一次喝不完，可以保存在冰箱里，等晚上蒸米饭的时候替代水使用，蒸出来的米饭别有一番风味。

　　在我看来，自制豆浆的最大好处是可以自由搭配食材，实现食物的多样化。现在的豆浆机可以做到不弃渣，做豆浆时加入红小豆、绿豆、黑米、芝麻、核桃、大枣等，这样一杯豆浆就可以变成各种杂粮米糊，花样翻新、百吃不厌。自制豆浆可以加入大枣等带有甜味的食物，就不需要再加糖了，可以减少糖的摄入量。这样自制一杯豆浆，在早餐的时候喝，营养又便捷。最后提醒一句，豆制品易腐败，用完的豆浆机一定要及时清洗。

自制饼干和面包，
原料易控制

很多妈妈喜欢自己制作一些面包、饼干、蛋糕等食物，一方面可以保证原料的安全和营养，另一方面也可以根据孩子、家人的口味和喜好进行调整。比起外面采买的食物，自制的饼干和面包确实能让人更放心，可以更大程度上兼顾营养的均衡。

比如，在自制面包的时候，可以在面粉里增加更多的全麦粉、燕麦粉，以及膳食纤维粉。有一些人喜欢在制作面包的时候加入菊粉，来提高面包中膳食纤维的含量。还可以在自制面包、饼干里加入一些坚果、果干、海苔粉等来提高食物的营养价值。外面买来的面包，往往油和糖的含量很高，在家自制就完全可以遵照自己的意愿，大幅度减少油、糖的添加量，或者用合适的甜味食物来代替糖，更好地实现减油、减糖的目的。不得不提的是，如果在家里自制饼干、面包，还是过于追求口感加入大量的油、糖、奶酪、黄油等高热量配料，这样的自制面包点心和外面买来的重油、重糖的甜点并无差异。自制面包、饼干可以选择更高品质的用料，你并不清楚外面售卖的面包用的是什么油，很可能就是反式脂肪酸比较高的氢化植物油，而自己制作就可以用高品质的黄油或者橄榄油。自制的饼干、面包等点心，都不会添加防腐剂和稳定剂，因此一定要注意保存。含水量比较少的饼干可以保存在密封盒里；含水量高的面包和蛋糕一次不要做太多，在短期内食用完为好，或者分装了冻起来也行。

自制奶茶，
营养无添加

香味四溢的奶茶颇受年轻人的喜欢，但比起奶茶店里满是香精味道的奶茶，我更推荐自制奶茶。自制奶茶很简单，烧一壶热水，泡一杯红茶，再加入一些热牛奶，一杯奶茶就冲好了。浓淡可以根据自己的口味来调整，想要茶味重一点儿就多放一点儿茶，想要奶味重一点儿就多加一点儿奶，还可以加少许蜂蜜或者甜味食物调整口味。这样的奶茶制作简单，营养价值也高。其实，口味是可以培养的，如果你的孩子想喝饮料，不妨给他一杯自制的奶茶试试，既满足了孩子的需要，又可以增加奶类的摄入量。

我们生活中的自制食品真的很多，自制月饼、自制药酒、自制冰激凌、自制罐头、自制爆米花……总体来说，对于追求生活品质、践行健康理念的人来说，选择那些制作周期短，做完很快就能吃完，能自由搭配、满足个性化需求，品质易于控制的食物来自己制作，会带来更多的营养健康收益。但是一些风险不可控、制作工艺步骤复杂的，比如自榨油、自酿酒等，还是不要自己制作了。此外，朋友圈、网络上、路边摊、小作坊的所谓自制食品，要谨慎选择。它们虽打着自制的名义，但无从考证，更无从了解其加工的卫生条件，游离在监管体系之外，存在着很大的未知风险，也不值得推荐。

总体来说，自制食品有自己独特的优势，用得好是个宝，用不好是把刀，关键在于不盲目跟风，学会辨识，理性对待。

关键词解析

●一级致癌物

致癌物质是来源于自然和人为环境、在一定条件下能诱发人类和动物癌症的物质。世界卫生组织国际癌症研究机构致癌物清单中将可能致癌的物质分为一级致癌物、二级致癌物等，这个分类是按照可信度分的，比如一级致癌物——黄曲霉毒素、尼古丁、亚硝酸盐等，它们致癌的证据确凿可信，结论可靠。

●黄曲霉毒素

它被世界卫生组织癌症研究机构划定为一类致癌物，属于毒性极强的剧毒物质，对人体及动物肝脏组织有破坏作用，严重时可导致肝癌甚至死亡。在天然污染的食品中以黄曲霉毒素B_1最为多见，它主要污染粮油食品、动植物食品等，如花生、玉米、大米、小麦、豆类、坚果类、肉类、乳及乳制品、水产品等均有黄曲霉毒素污染，其中以花生和玉米的污染最为严重。家庭自制发酵食品中也经常能够检出黄曲霉毒素。

关键营养信息

❶ 并非所有的食品都适合家庭自制，要做好得与失的权衡考量，自制时一定要控制好卫生，保证安全。

❷ 葡萄酒酿造不是简单的工艺，控制不好会导致杂菌污染和杂醇超标，杂醇和霉菌毒素是导致"上头"和中毒的主要原因。

❸ 自榨油其实相当于油脂工业里的"毛油"，安全隐患大，不适宜自制。

❹ 减少家庭自制腌菜，是降低摄入量和保证这类食物安全的有效手段。

❺ 自制果蔬汁可以自由搭配原料，不添加糖，保留果蔬渣，可以最大限度地保留水果的营养价值。

❻ 自制酸奶，不仅质量有保证，而且非常新鲜，口味更可以随心所欲！

❼ 豆浆是很适合家庭自制的食物，自制豆浆能增加豆制品摄入量，更能自由地搭配原料，有助于实现食物多样化。

❽ 自制的饼干和面包让人更放心，可以更大程度地兼顾营养的均衡，比如，面粉里可以增加更多的全麦粉、燕麦粉、膳食纤维粉等。

EIGHT

第

8

讲

选购加工食品，先查它的"身份证"

在选购蔬菜水果、鲜鱼鲜肉等食材时，我们通常是通过外观和新鲜度来判断其品质，但当你走进超市，面对包装得花花绿绿的加工食品时，肉眼观察外观这种方法就不再灵验了！

在食品供应极大丰富的今天，加工食品充斥着每个人的生活，它们已经成为大家日常饮食不可或缺的一部分，我们也已经习惯了去超市购买预包装食品。因此，学会合理选择加工食品，学会理性消费，已经成为每个人健康生活的一项必备技能。

不得不说，加工食品的选择是一门学问。而现实生活中我们还没有掌握它！我们曾到农村给孩子们做营养科普，给我们印象最深的，也是最出乎我们意料的，不是留守儿童缺乏照顾，不是物质匮乏，而是孩子们身边各种各样的垃圾食品、山寨食品泛滥。在农村，我们发现了"帅歪歪""六颗核桃""哇，土豆""康帅傅"等食品，它们外包装乍看跟正品很像，仔细看才发现原来是"康帅傅"而不是"康师傅"，是"帅歪歪"而不是"爽歪歪"。在城市里，像"康帅傅""帅歪歪"这一类的山寨货虽然不多，但同样有很多人把果汁饮料当成果汁，把无蔗糖食品当成无糖食品买回家。为了让消费者知道产品的品质和内涵，全世界几乎所有的国家都制定了相关法律，要求加工食品在包装上要明确标注产品的信息，从而保障消费者的知情权。然而，大家根本不清楚，买这些包装食品到底该关注些什么。有不少人从来就没有很好地去行使自己的权利，对产品信息毫不关心，全凭经验和感觉，甚至中了厂家和销售商的"圈套"也浑然不知！

选购加工食品，一定要先查它的"身份证"！不然，买错食品损失的不仅是金钱，还有自己和家人的健康。这个"身份证"就是食品外包装上的食品标签。食品标签上的项目很多，文字密密麻麻的，让人眼花缭乱，抓不住重点。通常大多数人会最先关注食品的名称，有些人也会关注一下生产日期、保质期，但只看这些还远远不够。

查"身份证"第一关：
先看配料表

食品配料表能最为直观地反映产品的品质。看明白食品配料表，能让我们对食物的原料组成、营养价值有大致的了解，帮你决定是买还是不买，或者是买哪个。有些产品的配料表在一个非常醒目的位置，一眼就能看到；有些产品要仔细查看包装，不仅仅字印刷得小，还藏在褶皱里、底部、接缝处。但无论如何，耐心一点儿都能找到，否则就不符合国家标准规范，不能称之为合格的商品。

我们以一款饼干为例，来看看配料表应该怎么看。

配料：白砂糖、小麦粉、葡萄糖、麦芽糖浆、氢化植物油、植物起酥油、食用盐、可可粉、乳化剂、香兰素、乳清粉、膨松剂、食用香精、枸橼酸钠、焦糖色、苯甲酸钠、磷酸钠、谷氨酸钠。

上面这个配料表列出了制作这款饼干用到的所有原料，而且原料的顺序，是按照用量由多到少来排列的。按照用量顺序来排列原料，是国家强制规定的。由此看来，上面这款饼干用料最多的就是白砂糖，其次是小麦粉，排名第三的是葡萄糖，以此类推。

通过配料表，可以判断这款食物含有很多糖，主要原料是白砂糖，后面还有葡萄糖、麦芽糖浆。经验丰富的购买者，通过配料表就能猜出，这一定是一款夹心饼干。如果你多留意食品的配料表，不难发现在其他加工食品里出现的也许不是白砂糖，但很可能是蔗糖、葡萄糖、麦芽糖、果葡糖浆、麦芽糖浆、糊精、蜂蜜等。这些各种各样的糖，营养价值很低，升血糖指数还很高，吃多了会给血糖带来不良影响，还会让人发胖。

还是上例中的饼干，排在糖后面的是氢化植物油、起酥油，我们经常会在食物的配料表里面看到各种油，如果是花生油、玉米油、大豆油还可以勉强接受，糟糕的是这里的氢化植物油、起酥油，都是饱和脂肪，还可能含有反式脂肪酸，很显然这样的油脂加入食品里，对血脂的影响是非常不利的。

在这款饼干里，"钠"这个字也高频出现，包括食用盐（氯化钠）、枸橼酸钠、苯甲酸钠、磷酸钠、谷氨酸钠等。它们有的调味，有的防腐，有的上色，有的提高稳定性，但有一点是共同的，即都含有钠，所有的钠都跟食盐一样，会影响血压，长期大量摄入会对心脑血管系统造成巨大的危害。

除了糖、油、钠之外，这款饼干后面还有很多我们不太熟悉的名词，它们其实就是食品添加剂。常用的食品添加剂有色素、香精、防腐剂、甜味剂、增稠剂、乳化剂、稳定剂等，大多数加工食品中都会用到。这些食品添加剂没有什么营养价值，建议大家选择加工食品的时候，尽量选择添加剂少的品种。

通过对饼干配料表的分析，我们发现这款饼干其实就是：糖+小麦粉+油+多种食品添加剂的混合物。通过原料的组成和顺序，我们就能够大致判断出这款饼干的营养价值——它其实没什么营养。几乎所有食物，都可以通过分析它的配料表，来判断它的营养价值。可见，会看配料表有多么重要！选择加工食品，查

"身份证"、看配料，建议遵循下面几个原则。

第一个原则：<mark>配料表越短越好</mark>，不认识的陌生名词越少越好。陌生名词基本就是添加剂，种类越多，代表食品加工越复杂，最好不要买！

以一款挂面和方便面的配料表为例：

挂面配料表（如右图）：小麦粉，食用盐；而方便面的配料表大家应该都知道，上面密密麻麻全是字，但你认识的很可能超不过5个。

第二个原则：<mark>优先关注排在配料表前三位的原料</mark>，它们基本反映了你花钱买的食物主要成分是什么。

> 配料：小麦粉，食用盐
> 产品标准号：LS/T 3212
> 保质期：18个月
> 生产日期：袋身所示
> 贮存条件：贮存于阴凉通风干燥处，开袋后请尽快食用。

挂面配料表

以两款果汁的配料表为例：

第一款：苹果汁，水，白砂糖。

第二款：水，白砂糖，苹果汁。

显然，第一款相对来说要好一些，果汁排在第一位，含量也多一点儿；第二款排在第一位的是水，然后是白砂糖，最后是果汁，这显然就是一瓶糖水呀！

再以两款全麦面包的配料表为例：

第一款：全麦粉，白砂糖，水，植物油。

第二款：小麦粉，白砂糖，全麦粉，水，植物油。

很显然，第一款才是真正的全麦面包，而第二款面包的全麦粉排在第三位，全麦粉的数量还没有白砂糖多，仅仅是加了一点儿全麦粉而已。通过先后顺序一比较，就不难看出哪个更名副其实了。

第三个原则：不要选择"糖""油""盐（钠）"列在配料表前三位的食品，尤其是氢化植物油、起酥油、棕榈油、椰子油、猪油以及各种糖浆。在我们的日常饮食中糖和油是最容易摄入过量的，更何况加工食品里面的油、糖，它们不但数量多，而且大多品质比较差。

查"身份证"第二关：
看营养成分表

我们依据以上几个原则，通过看配料表就能比较出大部分食品的优劣，但配料表还只是一个定性的比较，有的时候我们还需要通过更具体的数据，来判断和比较食物的优劣。这时候就要用到"营养成分表"了。

比如，面包和饼干，面包的配料表是：小麦粉，水，白砂糖，植物油；饼干的配料表是：小麦粉，白砂糖，植物油。

这两款食物配料表几乎是一样的，但是用量多少却看不出来，仅凭配料表无法看出两者的差异，这又该怎么分辨呢？这些配料表没有告诉你的信息，营养成分表会告诉你！

营养成分表很好认，就是食品包装上一个方方正正的表格。

通过这个表格，可以了解食物的能量，以及主要营养素的具体含量。按照国家标准要求，食物的能量、蛋白质、脂肪、碳水化合物、钠的含量必须在营养成分表中标注出来。

上述的面包和饼干，单看配料表没什么差异，看营养成分表就大不一样了。每100克面包的能量大约是200千卡，实际上面包的能量跟主食馒头、米饭差不多，而饼干的能量就高多了，如果选择饼干作为零食或者加餐的话会更容易让人发胖。有些厂家，为了让这个能量数值看起来不那么高，就在营养成分表上做了点文章，它不是以100克计算的，而是以"每袋""每罐""每粒""每份"或"每15克"来计算，这样能量数值看起来就小一点儿。所以，营养成分表要看清楚计量单位是100克、15克，还是每份，要先换算成统一的计量单位，再进行比较，才具有可比性。

以右面的营养成分表为例，表中第二列关于能量、蛋白质、脂肪、碳水化合物等的数值是以每份45克重量来计算的。在进行营养分析时需换算成100克食物的营养成分。

营养成分表

项目	每份	营养素参考值%
能量	649千焦	8%
蛋白质	4.5克	8%
脂肪	0.5克	1%
碳水化合物	33.3克	11%
钠	178毫克	9%
钙	102毫克	13%

相比于配料表，营养成分表能更好地说明一种食物本身的营养价值。方法很简单，看营养素参考值%（NRV%）一列数值，

蛋白质对应的数值比能量对应的数值大，它就是高蛋白食品，营养价值往往比较高；反之，营养价值就略低。蛋白质是人体所需的重要营养素，在能量相差不多的情况下，哪种食物的蛋白质含量越多，它的营养价值就越高。比如，牛奶蛋白质对应的最右侧的数值是6%，大于能量对应的数值3%，说明牛奶蛋白质含量比较高；相比而言，牛奶饮料中蛋白质的数值是2%，小于能量对应的数值3%，说明牛奶饮料的营养价值就要低一些。

总的来说，食物的营养成分表都是类似的一组数字，倘若把握不了它的含义也不必发怵，只要按照上面介绍的方法，比较一下它们的数值大小也可以正确选择食物。

总结一下，看营养成分表选择食物要遵循以下几个重要原则：

第一，比较两款同类产品的时候，比如都是面包，在同等重量的情况下，选择能量相对较低的产品。

第二，在能量值差不多的情况下，选择蛋白质含量高的。

第三，当用营养成分表来评价食物营养价值的时候，蛋白质和能量的比值越大的越好。

无论是配料表，还是营养成分表，经常被用来做比较，通过对几款食物的比较，选择出一个相对更营养的，这是我们日常选择食物惯用的方法。每一款食品都有各自的特点，单纯以好坏来评价它意义并不大，根据个人的需要选择最合适的，才是我们的终极目的。

查"身份证"第三关：
全面掌握包装信息

　　除了配料表和营养成分表，食品标签上的其他信息也不可忽视，比如"食品名称"，这个大部分人都不会看得太仔细，以致把"康帅傅"当成"康师傅"，把"哇！土豆"当成"呀！土豆"，被不法之徒钻了空子。选择包装食品的时候，要仔细查看食品的名称，既可以避免买错，又可以避免把山寨品当正品买回家。

　　食品标签上都强制标明产品的"产品类别"，这是表明产品本质最直接的信息，但这一项经常被消费者忽略。产品的"食品名称"企业可以随便起名，但"产品类别"可是有统一规范的，不能随便乱写，类别的名称必须是国家许可的规范名称。譬如有的产品包装有两个大字写的是"果汁"，还印刷有很多水果的图案，而产品类别里写的却是"果汁饮料"，那表明这款产品属于饮料，是在水中加入了部分果汁，甚至只添加了果味香精。只有那些产品类别里标注"果汁"的产品才是用水果榨出的纯果汁，果汁饮料和纯果汁是完全不同的两种食物。所以，无论产品外观看起来如何，包装上画了什么样的图案，名字起得如何花哨，只要细看食品名称和产品类别，你就能够透过现象看到本质。

　　现在，买包装食品看"生产日期"和"保质期"，已经成为许多消费者掌握和应用最多的技巧了。大家基本都知道要买最新鲜的食品，就选生产日期最近的，过期的食品谁都不会买。保质期的安全意识大家都有，但有时候也有过头的趋势，比如一个保质期两年的产品，很多人一看已经过去半年了，就认为它不新鲜了，买东西的时候还好说，大不了不买，但是当面对存放在家里的食物时就会比较纠结。

我们需要正确理解保质期的含义，保质期的界限在于界定法律责任，是厂家给消费者的一个承诺：在保质期之内，食品的品质应符合相关质量要求，如果出现问题，生产厂家或者商家就要对此负责。既然涉及法律责任，生产厂家为了降低风险，对保质期设定都比较谨慎。正常能保存两年的，一般不会写两年，最长写一年半，正常能保存一年的，最长写8个月，这都是出于对产品在货架期内的品质和安全性考虑。如此说来，我们买回来的食物，如果没有及时吃完，临近保质期或者稍微超过保质期，只要外观没有什么改变，也没有什么异味，那就没什么太大的问题。比如，烤鱼片的保质期是3个月，如果刚过3个月，性状没有什么改变的话，仍然可以吃，只不过口味可能不如以前了。果酱和蜂蜜没有发霉、没有酒味、味道和口感正常，就算是临近保质期，甚至过期一点儿，也不一定非要扔进垃圾桶不可。

上面所说的临近或稍微超过保质期的食品可以根据情况食用，并不是建议大家去吃过期的食品，也不代表我们买东西可以不理会生产日期和保质期。我们在买东西的时候还是要买最新生产日期，这样的食物不光可以保存更长时间，还会有更好的品质，因为随着时间的延长，很多的营养成分会有不同程度的降低，比如，大多数酸奶的保质期是14天，即便放在冰箱里，酸奶中的乳酸菌活菌数量也会随着时间的延长而不断减少，其他食品也是同样的道理。所以，在购买食品的时候，更推荐大家买新鲜的，离生产日期近的食品，并且尽快在保质期内食用完。

那么在保质期之内的食品就一定安全吗？这也不一定，因为食品的保质期和它存放的条件密切相关。在食品包装的贮存条件一栏里，会标注"常温保存""冷藏保存""冷冻保存""4℃以下保存""阴凉干燥处保存"等代表着贮存条件的字样。食品要想达到厂家标注的预设保质期，一定要按照其预设的保存条件才行。应该冷藏的食品，如果在常温下保存，保质期一定会缩短，比如巴氏灭菌奶在冰箱里冷藏可以保存5天，但是夏天放在室温下一两天就坏了。所以，买回家的食物要依据包装上的保存条件该冷藏的冷藏，该冷冻的冷冻。包装上标注的保质期还与食品的包装情况有关，改变包装状态，就可能影响产品的保质期。就拿密封包装的食品来说吧，它们在密封条件下的保质期较长，一旦开封，由于跟空气里的氧气接触而容易降低品质，甚至还会因接触空气里的有害菌，使食品加快腐败，比如，食用油不开盖能存放两年，打开之后，可能存放不到半年就有哈喇味了；巴氏奶不开封冷藏能保存5天，但是开封后即便放在冰箱里保存期限也不应超过24小时。

对于大多数人来说，关于食品的生产日期和保质期的安全知识，掌握了以上内容在生活中就够用了，但是对于食物过敏的人来说，一定不要漏了过敏原信息这一项。极少量的过敏原就能带来严重的过敏反应，甚至还可能会危及生命。常见的易引起过敏的食物有花生、坚果、大豆、牛奶、鸡蛋、鱼虾……若某种食品的原料里包含这些东西，生产厂家要在过敏原这一项标注出来，就算原料里没有，但是同一条生产线上加工过这些东西，也可能会有残留，也会要求在过敏原信息里标出来。对于那些严重过敏的人，务必要关注这一项。

除了食品名称、食品配料表、营养成分表、生产日期、保质期、过敏原信息等关键信息，还有一些常识性的信息能反映生产厂家的整体水平，也能从侧面说明产品的品质。

曾经有一个"奇葩"企业，在食品包装上把生产厂家的地址写成吉林省大连市（正确的应是辽宁省大连市）。这虽然是个标签瑕疵，但反映的是企业对待产品的态度，暴露了企业内部管理的松懈，这样的厂家所生产的产品怎能取得消费者的信赖呢？

另外，一些食品包装上还会有各种质量和安全认证的标志，比如"HACCP"（鉴别、评价和控制对食品安全至关重要的危害的一种体系）、"GMP"（药品生产质量管理规范）、"ISO"（国际标准化组织）认证标志、有机食品标志、绿色食品标志、原产地标志等。这些标志大多与营养无关，只代表着产品的安全品质及企业的管理水平，但是这些信息也会给消费者更多的判断依据，令人信服这类产品的品质更有保证。一般来说，在其他指标相同的情况下，建议优先选择带有认证信息的产品。

食品标签就是食品的"身份证"，它会明确标注食物的原料、营养特点、生产日期和保存条件等。在食品极大丰富的现代社会，会看食品标签已经是一项必备技能，掌握了这项技能才能做到理性选择，就不会跟着感觉走，被忽悠到"坑"里去，真正做到将健康掌握在自己手里。

关键词解析

●食品标签

食品标签指食品包装上的文字、图形、符号和一切说明物，反映了一种食物的基本信息，包括配料组成、营养成分、生产日期、保质期、生产厂家、执行标准等。购买包装食品时，查看食物的标签内容是必备环节。

●营养标签

营养标签是预包装食品标签的一部分，它是食品标签中向消费者提供食品营养信息和特性的说明，包括营养成分表、营养声称、营养成分功能声称。学会查看营养标签对消费者了解食物的营养价值非常有必要。

●营养成分表

营养成分表是标有食品营养成分名称、含量和占营养素参考值百分比的规范性表格。在食物的外包装上经常以一个"小方块"的形式出现。一般情况下，食物营养成分表能客观地反映出这种食物中能量、蛋白质、脂肪、碳水化合物和钠的含量。

●保质期

保质期是指在食品标签规定的条件下，保持食品质量的期限。在此期限，食品完全适于销售，并符合标签上或产品标准中所规定的质量。当然，很多食物超过此期限，在一定时间内仍然是可以食用的。食品的保质期取决于四个因素：配方、加工工艺、包装和贮藏条件，改变其中的任何一个，就可能影响食品的保质期。

关键营养信息

❶ 吃加工食品，一定要先查它的"身份证"——食品标签！

❷ 食品配料表与产品的品质、营养价值关系最为直接，看配料表时要注意三点：

①配料表越短越好，你不认识的陌生名词越少越好；

②优先关注排在配料表前三位的原料和辅料；

③"糖""油"和"盐"列在配料表前三位的食品建议少选或不选。

❸ 按照国家标准要求，食物的能量、蛋白质、脂肪、碳水化合物、钠的含量必须在营养成分表中标注出来。通

过营养成分表可以了解食物的能量以及主要营养素的具体含量。

❹ 营养成分表可用来比较两款食物，还能用来判断一种食物本身的营养价值。

❺ 食品的保质期和它存放的条件密切相关。

❻ 一般来说，在其他指标相同的情况下，建议优先选择带有认证信息的产品。

NINE

第

9

讲

隐藏在食品标签中的
"营养密码"

曾经有人跟我说："我听了你的话开始关注食品标签，配料表和营养成分表我都会看了。可是在外包装上经常出现'0反式脂肪酸''无糖''低脂''脱脂''全麦'等名词，感觉跟营养成分表是矛盾的，这要怎么看呢？为什么明明写着'无糖食品'，但在配料表里却有糖，在营养成分表里还有碳水化合物？为什么全麦面包里还有小麦粉？这是不是骗人？所以，我一仔细看标签反而不会买了！"

随着人们健康意识的提高，越来越多的人开始关注无糖、低脂、零添加、高钙、纯天然这些与健康有关的产品信息。但是对于这些标签的真正含义大家并不了解。如果仅仅从字面意思去理解这些词语的话，往往又容易掉入不良商家的陷阱。

所以，如果你既想以这些标签为关键词快速地找到心仪的产品，又想避开陷阱，那么这些标签上的"营养密码"你就必须得清楚才行。

营养密码：
"低糖" "无糖"

如果说现在最热门、最受关注的食品信息，那么一定非"糖"莫属了，因为它跟健康的关系实在太密切了。糖分摄入过多，除了直接导致龋齿、肥胖，还会引起血管粥样硬化、高血压、心脏病等慢性疾病。正是因为这些危害，世界卫生组织强烈呼吁：全世界各国的居民都要减少糖的摄入量。著名的《自然》杂志也曾发表文章说：要像对待酒精一样重视糖的毒性。

《中国居民膳食指南（2016）》中也首次提出要控糖，建议每日摄入糖不超过50克，最好控制在25克以下。人们有了"无糖"/"低糖"的需求，市面上很多的无糖食品也应运而生，比如，无糖饮料、无糖咖啡、无糖巧克力、无糖饼干、无糖酸奶，甚至还有无糖月饼、无糖汤圆。然而，不要以为只要包装上写着"无糖"字样，就可以放心大胆地吃了，其实很多产品都达不到"无糖"的标准。那到底什么才是无糖呢？判断无糖或者低糖的方法很简单，就是看食品的营养成分表。国家标准里对无糖和低糖有严格的定义：在100克食物里，碳水化合物含量小于0.5克，叫作无糖食品，小于1.5克叫作低糖食品。这些都能从营养成分表里看出来，这也是判断一种食品到底是不是无糖食品或者低糖食品的唯一标准。

最典型的无糖食品是各种无糖饮料，比如无糖型的可乐，如果你看一下它的营养成分表，你就会发现，碳水化合物那一项写的都是"0"。说到这里，可能有人会好奇，既然是无糖可乐，为什么还会有甜味呢？这是因为可乐中虽然没有添加蔗糖，但是添加了蔗糖的替代品——木糖醇、阿斯巴甜等人工甜味剂。这些甜味剂有甜味，并且对血糖的影响很小，能量也很低，所以成为蔗糖很好的替代品。要是你实在想喝饮料，这种无糖型的可以作为首选。

选择"无糖食品"要睁大眼睛，仔细查看。有许多糕点虽然叫"无糖食品"，但是在它们的营养成分表中碳水化合物的含量并不是小于0.5克，这又是怎么回事呢？通常来说，像这些糕点类食品往无糖食品上靠，纯粹是炒作概念。这些所谓的"无糖食品"，只代表在加工的时候没有加入白糖，并不代表产品中完全不含糖。它们往往在加工过程中用木糖醇替代了蔗糖，还会用到面粉，而面粉的主要成分是淀粉，淀粉也是一种碳水化合物，虽然没有甜味，但是能在人体消化系统里分解成葡萄糖，也就是说，它们仍然含有大量的能量，能快速地升高血糖，引起血糖明显波动。所以此类食品并不是真正意义上的无糖食品，充其量是"无蔗糖"食品而已。

"无糖"的噱头不仅出现在糕点上。曾经有一位"21个好习惯健康饮食体验营"的小伙伴给我发了一张豆浆粉的照片，她问我："老师，您看这个豆浆粉是无糖的吗？"我一看，发现包装上非常醒目地写着"无蔗糖，零添加"，这马上引起了我的职业警觉，再仔细一看配料表，不出所料，上面写的是大豆粉，麦芽糖浆。我跟她说这个豆浆粉并不是无糖，只是"无蔗糖"，这里面有麦芽糖浆，同样也是糖，跟蔗糖的区别并不大。然后我让她又看了看营养成分表中碳水化合物这一项，数值都达到65克了，说明这100克的豆浆粉里面，有65克都是碳水化合物，糖可真不少。大豆本身是没有这么多糖的，那这么多糖是从哪儿来的呢？自然是额外添加的。这款豆浆粉不但不无糖，而且糖含量还很高，只不过没用蔗糖，而是用了别的糖而已。以此类推，许多名曰"无糖"的食品中却添加了淀粉、糊精、麦芽糊精、麦芽糖浆、淀粉糖浆、淀粉水解物、玉米糖浆、蜂蜜、果葡糖浆……

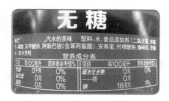

无糖可乐

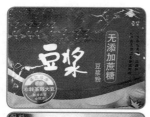

"无糖"豆浆粉

它们在人体的消化途径和蔗糖几乎一样，含有的能量和升血糖的速度毫不逊色于蔗糖。这样的"无糖食品"，都是商家出于营销的目的在混淆概念。

因此，在无糖食品的选择上，尤其是糖尿病患者要格外谨慎一些，要充分理解无糖的概念，根据食品配料表和营养成分表来判断是否为真正的无糖食品，而不要被厂家的噱头所迷惑。同时，呼吁大家应理性看待无糖食品，要重视日常饮食平衡，千万不要把控糖寄托在无糖或低糖食品上。

营养密码：
"低脂" "脱脂" "零脂肪"

　　和糖一样，过量摄入脂肪也是引起肥胖和多种慢性疾病的重要原因之一，被我们视为影响健康的猛虎。于是，各种宣称"脱脂""低脂""零脂肪"的食品也逐渐多了起来。

　　关于低脂、脱脂的食品，国家标准也有非常明确的规定：每100毫升液体食物中脂肪含量≤1.5克，或者每100克固体食物中脂肪含量≤3克，才能称为低脂。而每100毫升液体食物中脂肪含量≤0.5克，或者每100克固体食物中脂肪含量≤1.5克，才能称为脱脂。只要仔细看看营养成分表里的脂肪含量，就知道是不是低脂或者脱脂了。

　　在众多的脱脂或者低脂食品中，最值得一提的就是"脱脂奶"。100毫升全脂牛奶里面至少有3克脂肪，而脱脂奶里面脂肪却不到0.5克。千万不要小瞧牛奶里这3%的脂肪，一包300毫升全脂牛奶里的脂肪接近10克，这可是接近100千卡的能量，相当于半碗大米饭。脱脂奶除了脂肪大幅减少，蛋白质和钙几乎和普通牛奶一样。需要控制体脂或日常饮奶量比较多的人，喝脱脂奶是最好的选择。

　　和脱脂奶略有不同，一些声称是"零脂肪"的乳酸菌饮料，仔细查看营养成分表中脂肪含量确实是"0"，但看碳水化合物含量却在10克以上。这不是名为"低脂"实则"高糖"嘛！为了弥补低脂的口感缺陷，添加更多的糖分，这样的零脂肪食品热量反而更高，这些本应该是指导消费者明确健康食品的声称，却成了不良厂商用来误导消费者的噱头。

所以，要判断食物是不是真的健康，不要片面地只看它是不是无糖或者无脂肪，想要看清食物背后的本质，一定要看整体的营养价值，要注意查看营养成分表，相对低能量、低糖、低脂的食物才是首选，不要被包装上的无糖、零脂肪所误导。

营养密码：

"低能量" "零能量"

说到这里，有人可能又会产生疑问：这低脂的可能高糖，低糖的可能高脂，那还有低能量、零能量，这个应该不错了吧！这种所谓的零能量产品，在饮料中最常见。根据国家标准的要求：当每100毫升饮料中的能量低于17千焦时，就可以叫"零能量"。也就是说，一款饮料标示"零能量"，并不意味着饮料中真的一点儿能量也没有，但是含有的能量确实很低，对人体影响很小，所以可以标示为"0"，比如无糖可乐，就是"零能量"的产品。

很多饮料在加工过程中用人工甜味剂替代了蔗糖，确实可以做到零卡，相比那些含糖10%的甜饮料确实要好很多。当你非常想喝饮料的时候，"零能量"饮料应该可以说是首选。其实这些饮料即便能量很低，但它们也只是添加剂调配的带甜味的水，不但没什么营养价值可言，还含有不少的食品添加剂。所谓"零能量"，只不过是负面的伤害较小，而不是正面的宣称，最好的补水来源还是白水、淡茶水，或者新鲜水果。

营养密码：
"零防腐剂" "零添加"

　　"零添加""少添加""零防腐剂""不含人工色素"在加工食品宣传中十分常见，我在选择食品时，就经常优先选择那些零添加的品种，比如买酱油，我会优先考虑配料表只有大豆、食盐和水的；酸奶我会优先考虑添加剂种类少、配料表更短的；果汁我会优先选择配料表只有单纯水果的纯果汁，而不是含有各种香精、色素的果汁饮料。从食品安全的角度来看，虽然各种防腐剂、香精、色素等在符合国家标准要求的情况下使用是安全合法的，但从消费者的角度来说，少摄入一点儿总是好的！建议大家在选择食物的时候，优先选择无添加、少添加，或者配料表更短一些的食物。

　　然而，现实生活中，商家也瞄准了这一点，会经常使用"零添加，零防腐剂"这样的描述来迎合消费者与吸引消费者。这其中有很多的"零添加"根本就是噱头，还有一些产品本身也不像标签上说的那样天然。

　　有些食品本身就无添加，也根本无须特殊注明，比如有些巴氏奶会注明"无添加"的标签：不添加香精、防腐剂和色素。实际上，在国家标准中已经规定：巴氏杀菌乳、发酵乳等产品，不得添加食用香料、香精。也就是说，正规的巴氏杀菌乳、发酵乳产品本身就是不添加香精、香料的，也没什么值得夸耀的，根本不需大肆宣传。反而这些标了"无添加"字样的产品似乎在暗示其他同类产品"有添加"，其实，同类产品都是"无添加"！

很多食品天然就不需要、没必要添加防腐剂，比如，蜂蜜高糖，腌制食品高盐，还有水果罐头、肉类罐头是通过高温灭菌防腐，这些食品都不需要防腐剂，商家再去标注零防腐剂，那就没什么价值了，只是单纯为了吸引眼球而已。需要注意的是，这些食品就算是"不添加防腐剂"，但还可能添加抗氧化剂、发色剂、增鲜剂等，不添加防腐剂并不能保证它是纯天然，"本品无防腐剂"不应当成为消费者优先选择某种产品的主要理由。

最糟糕的是，有一些所谓的零添加食品，纯粹就是玩概念，比如很多零食宣称"不含人工色素"，消费者误以为这样的产品更健康而欣然购买，但看一下配料表就会发现，里面的确没有添加人工色素，可是有其他的香精。宣称的"零添加"，只是没有添加某类添加剂而已，包装上出现的"零添加"根本就是一个谎言，只是一种商业宣传的手段罢了。

对于消费者而言，选择"无添加""少添加"的天然食品，避免过度追求口感、颜色和味道，这是珍视健康的明智之举，但选择"无添加"食品的关键不在于厂家的广告宣传，而要靠我们自己准确地解析配料表和营养成分表。通过配料表的长短和里面天然食物的顺序，判断它到底是不是健康的、少添加的，这才是选择安全食品和健康食品的正确方法。

营养密码：

"零反式脂肪酸"

跟"零添加"一样常被拿来做噱头的，还有"零反式脂肪酸"。反式脂肪酸，大家都知道它对健康非常不利，可以说是最坏、最糟糕的一种脂肪酸。除诱发心脑血管疾病之外，还可能与胎儿发育受损、患癌风险增加和糖尿病有关。按照世界卫生组织、《美国居民膳食指南（2015）》和《中国居民膳食指南（2016）》的建议，反式脂肪酸摄入量每天不要超过2.2克，越少越好。

反式脂肪酸在天然食物中极少，主要来自加工食品中的氢化植物油，所以法规也有明确规定，使用了氢化植物油的食品，必须在营养成分表中标出反式脂肪酸含量。国家标准规定：如果每100克食品中反式脂肪酸的含量不超过0.3克，那就可以标注为"0"，我们会在很多食品的包装上看到"零反式脂肪酸"的宣传，再看营养成分表中"反式脂肪酸"一栏确实是"0"。成分表中含量为"0"并不意味着完全不含反式脂肪酸，只是含量较少而已。对于消费者来讲，反式脂肪酸摄入得越少越好，最好是别吃。另外，但凡是标识反式脂肪酸，那就是用到了氢化植物油，这种食品通常饱和脂肪含量也比较高，因此并不健康。

在生活中，我们常见的一些食物如起酥面包、奶油面包，以及膨化食品、油炸零食等都是反式脂肪酸的重灾区，这类食物要尽量少吃。怎样鉴别食品中是否添加了反式脂肪酸呢？你可以看一看食品配料表是否标注有"食用植物油""精炼植物油""植物油脂""氢化植物油""起酥油""植物奶油"等成分。

最有意思的是，有一些食物虽然没有使用氢化植物油，但其实使用了其他反式脂肪酸，却也标注着"零反式脂肪酸"，这完全是厂商利用"零反式脂肪酸"做噱头，吸引消费者眼球，甚至可以说是误导消费者（见下图）。

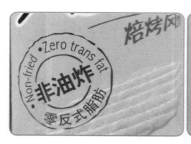

营养密码：

"高膳食纤维""富含""高钙"

与"零添加"相反，很多食品包装上赫然标注着"富含""高纤""高钙"等更具吸引力的名词，消费者也倾向于选择这类含有更多健康成分的产品。

国家标准中对"高""富含""含有"的标准都有明确的规定，声称是高钙的食品，它的钙含量要达到每100毫升中≥15%NRV。举个例子，100毫升普通牛奶中钙的含量是100毫克，而100毫升高钙牛奶中，钙含量至少要达到120毫克。在能量和其他营养素差别不大的情况下，选择高钙产品要比同类产品摄入更多的钙。需要注意的是，有些儿童食品虽然宣称添加了钙、铁、锌、硒等多种矿物质和维生素，看上去营养丰富，让人心动，但同时也添加了多种食品添加剂，本质上还是高糖、高盐、高脂。这样的食物，即便额外添加再多丰富的营养素，也无法改变其不健康的实质。

再比如高膳食纤维产品，常见于面包、饼干和甜点的宣传中。许多人膳食纤维摄入不足，连推荐量的一半也达不到，所以增加膳食纤维的摄入量非常必要，在同类产品中，选择膳食纤维高的对身体更为有益。按照国家标准的规定，声称是"高膳食纤维""富含膳食纤维"的食物，每100克固体食物中膳食纤维的含量应≥6克，每100克液体食物中膳食纤维含量应≥3克。有些面包中添加了菊粉、魔芋粉、豌豆粉、粗杂粮粉等来增加膳食纤维的含量，是非常值得推荐的。

如果想要选购到健康的"高膳食纤维"产品，除了膳食纤维含量高之外，还要注意其他的主要成分。许多高膳食纤维的产品，为了改善粗糙的口感，添加了大量的油脂和糖，这些成分的含量都可以在营养成分表中找到。千万不要只看包装上号称"高纤维"就认为是好的，一味追求高膳食纤维而忽视了油、糖的摄入，那就得不偿失了。

说到高膳食纤维，不得不提的就是全麦粉及一些全麦食品，如全麦面包、全麦馒头、全麦面条、全麦饼干、全麦糕点等。相比于普通的精白面粉制作的食物，全麦食品中含有更高的膳食纤维，以及更多的维生素和矿物质，是非常值得推荐的粗杂粮。然而，目前我国尚没有全麦食品的国家标准，市面上以"全麦食品"名义售卖的食物未必都是全麦粉制作的，有些只是象征性地加入一点点全麦粉，有些甚至添加量比糖还要少。判断全麦食物是否含有较多全麦粉，千万不要只看产品名称和食物颜色。有的面包里只加了少量的麸皮也叫全麦面包，但根本不具备全麦粉的营养价值；有的"全麦"馒头其实是用白面粉制作的，商家加入少量的焦糖色就将其染成了褐色，但本质还是白面馒头。

判断全麦食品的终极法宝是标签上的配料表，<mark>"全麦粉"原料排序越靠前，全麦的含量越高</mark>。有些全麦食品标签上还注明了全麦粉所占的比例，这样就更一目了然了。选择高膳食纤维的全麦食品建议优先选择全麦粉含量高的、全麦粉排在第一位的。如果两种都没有，退而求其次，只加入一部分全麦面粉的食物要比全是精白面粉食物有可取之处。

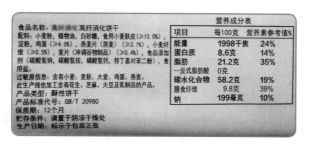

食品名称：**高纤消化** 高纤消化饼干
配料：小麦粉，植物油，白砂糖，食用小麦麸皮（≥15.0%），淀粉，鸡蛋（≥4.0%），燕麦片（燕麦）（≥3.1%），小麦纤维（≥0.5%），麦片（冲调谷物制品）（≥0.4%），食品添加剂（碳酸氢钠，碳酸氢铵，磷酸氢钙，特丁基对苯二酚），食用盐。
过敏原信息：含有小麦、麦麸、大麦、鸡蛋、燕麦。
此生产线也加工含有花生、芝麻、大豆及乳制品的产品。
产品类型：酥性饼干
产品标准代号：GB/T 20980
保质期：12个月
贮存条件：请置于阴凉干燥处
生产日期：标示于包装正面

营养成分表		
项目	每100克	营养素参考值%
能量	1998千焦	24%
蛋白质	8.6克	14%
脂肪	21.2克	35%
一反式脂肪酸	0克	
碳水化合物	58.2克	19%
膳食纤维	9.8克	39%
钠	199毫克	10%

高膳食纤维的消化饼干

无糖、脱脂、零添加、零反式脂肪酸、无防腐剂、高钙、高膳食纤维、全麦……这些我们日常选购食品时耳熟能详的名词能更快地抓住消费者的眼球，从而影响着我们对食物的选择。厂家突出这些名词，有助于消费者更快地抓住重点，找到符合自己需求的食品，但某些厂家只是用它来做噱头，甚至以此掩盖产品自身其他的缺点。我们不能只关注这些声称，还应该结合配料表和营养成分表，选出那些既有自身特色，又能满足我们自己需要，还相对低能量、低糖、低盐、低脂的食物。唯有如此，才能选择到最货真价实的食物，最大限度地保证健康。

关键词解析

● 营养声称

营养声称主要是对一种食物营养特性的建议、暗示或者说明，比如"高钙""富含""增加""强化""脱脂"等描述。大部分营养声称都是有标准要求的，不允许随便标注。

● 世界卫生组织

世界卫生组织（World Health Organization, WHO）是联合国下属的一个专门机构，是国际上最大的政府间卫生组织。

关键营养信息

❶ 判断"无糖"或者"低糖",方法很简单,就是看食品的营养成分表。

❷ 国家标准中对"无糖"和"低糖"有严格的定义,100克食物里面,碳水化合物含量小于0.5克,叫无糖食品,小于1.5克叫低糖食品。各种无糖饮料便是无糖食品的代表。

❸ 营养成分表是判断一种食品到底是不是无糖食品、低糖食品的唯一标准,而不是看外包装上的宣传文字。

❹ 许多所谓的"无糖食品"添加了淀粉、糊精、麦芽糊精、麦芽糖浆、淀粉糖浆、淀粉水解物、玉米糖浆、蜂蜜、果葡糖浆等,它们在人体内消化吸收代谢的过程与白砂糖几乎是一样的,对体重和血糖的影响与白砂糖也基本相同。

❺ 国家标准规定,每100毫升液体食物中脂肪含量≤1.5克,或者每100克固体食物中脂肪含量≤3克,才能称为"低脂";每100毫升液体食物中脂肪含量≤0.5克,或者每100克固体食物中脂肪含量≤1.5克,才能称为"脱脂"。

❻ 评价健康食品,不能片面地看它是不是"无糖"或"无脂肪",更要看其整体的营养价值。

❼ 国家标准规定，当每100毫升饮料中的能量低于17千焦时，就可以称为"零能量"。

---

❽ 国家标准规定，如果每100克食品中反式脂肪酸的含量不超过0.3克，就可以标注为"0"。因此，营养成分表中含量为"0"并不意味着完全不含反式脂肪酸，只是含量较少而已。

---

❾ 国家标准规定，声称"高膳食纤维""富含膳食纤维"的食物，每100克固体食物中膳食纤维含量要≥6克，每100克液体食物中膳食纤维含量要≥3克。

TEN

第

讲

居家必备加工食品，
必须选对

2019年，国家卫健委开展的全国居民健康素养监测结果显示，我国居民健康素养总体水平继续稳步提升，达到19.17%。然而，日常生活中仍有许多消费者购买食物时根本不看包装上的产品信息，更不用说能够看懂了。所以，居民健康素养的培养依旧任重道远。

我们从做营养科普工作开始，就有一种非常强烈的感受：相比于我们讲的营养知识，大家更希望能够直接告知某种产品买什么品牌。然而，每个品牌都有很多的产品系列，而每个系列的档次、配料、营养价值，以及适合人群都有所不同，甚至产品种类也在不断地推陈出新，显然仅仅知道品牌，对于选购适合自己的食品帮助并不大，也就无法解决食品选购的终极问题。

在现代食品工业专业化和精细化发展的背景下，我们的生活已经离不开预包装食品，去超市采购食物已经成为日常生活中必不可少的一部分。在超市里，经常可以看到许多消费者会拿着两样东西比较来比较去，有的人看品牌，有的人看颜值，有的人干脆看心情。随着生活水平的提高，人们的饮食种类丰富多样，同时许多慢性疾病开始悄然潜伏在身边，成为威胁健康的隐患。因此，大家应更加关注饮食营养。随着食品行业相关法规的不断完善，掌握常见食物的关键营养信息，并据此选购食品，已经成为消费者必须掌握的技能。从本讲开始，我们将带大家一起剖析各类食物的营养特点，教给大家选购的窍门。

选面条要重点关注其成分

我们先来看看大家都熟悉的面条。面条是常见的一种主食，和其他肉、蛋、蔬菜合理搭配，就是完美的一餐。那么面条应该选择什么样的呢？

最理想的面条是多种营养强化的面条，这类面条里有各种强化的维生素和矿物质。我们一起来看看一款龙须面的配料表：小麦粉、鸡蛋、食用盐、碳酸钙、乙二胺四乙酸铁钠、氧化锌、维生素B_1、维生素B_2。这里的碳酸钙、氧化锌、维生素B_1、维生素B_2都是强化的营养素。一般来说，一种面条添加的营养素种类越多，它的营养价值就越高，最常见的营养强化面条是儿童营养强化面条，买这样的面条给宝宝吃营养价值也更高。

添加了全麦粉、杂豆粉、荞麦粉的粗杂粮面条也是我们强烈推荐的。这种面条的原料除了小麦粉还有各种杂粮粉，膳食纤维含量非常丰富，因而餐后血糖上升速度较慢，比较适合糖尿病、高血压、高血脂等慢性疾病患者。常见的粗杂粮面条有小米面条、玉米面条、地瓜面条、绿豆面条、荞麦面条、全麦面条等。有的面条里还加了各种蔬菜粉，比如菠菜面条、胡萝卜面条、南瓜面条等，还有的面条加入了鸡蛋。这些加了杂粮、蔬菜、鸡蛋的面条比精米白面制作的米粉、米线、白面条营养价值高很多。

不过，在购买时需要格外留意，个别商家夸大微不足道的营养添加量来吸引消费者眼球，比如，很多产品上面大字写着"鸡蛋面""菠菜面""杂粮面"，细看小字你会发现其中鸡蛋、菠菜粉或者其他杂粮的含量还不到1%，有的甚至比钠含量还少，这种面条只是炒作概念，没有什么营养价值。因此，我们应该关注一下各种原料，比如菠菜粉、胡萝卜粉、各种杂粮粉、鸡蛋粉等在配料表中的排位，那些我们认为有益的成分，越靠前越好，排名越靠前说明含量越高。

无论什么样的面条，选购的时候都要关注面条中钠的含量。挂面中加盐、加碱是很常见的现象，如果留意一下挂面的营养成分表你就会发现，100克普通挂面中钠的含量大多都超过1000毫克，这就相当于100克面条里就超过1克盐。在吃挂面的时候喝口汤，你就会发现，挂面的汤是咸的。所以选择挂面的时候，一定要看它的含盐量，两款看似差不多的面条，钠含量越低越好。给儿童选辅食面条的时候，最好选择无盐的挂面。无盐面条营养成分表中钠的含量标记为"0"，如果没有营养成分表，也可以通过它的配料表来判断，优先选择配料表中没有碳酸钠、食用碱、食用盐的品种。

通心粉、意大利面是西式面条，也是不错的选择。意大利面用硬质小麦制作，有各种形状，在制作的时候不需要额外添加盐或者碱，所以含钠量就比较低。这种面粉蛋白质含量比普通面粉高，做成的面条筋道、耐煮、饱腹感足、消化速度慢，无论是从管理体重，还是从控制血糖的角度来说，都是首屈一指的。

面条按照水分含量划分，除了干的挂面，还有湿面，比如日式拉面、乌冬面、拉面、朝鲜冷面、切面、手擀面等，这些湿面会给人一种比较新鲜的感觉。但事实恰恰相反，为了延长湿面的保存期限，往往会加入一些保水剂和防腐剂，用于保持水分及防腐。菜市场摊位上制作的面条，为了提升口感和筋度，往往会加入更多的盐和碱，选购的时候要格外谨慎。

面条里最不建议购买的是方便面。方便面的面饼含盐量极高，是所有面制品中含盐量最高的品种。方便面大多经过油炸，油脂的含量较高，并且油炸时大多使用棕榈油或氢化植物油，再加上调料包里大量的油盐，其营养状况令人担忧。经常用方便面当正餐会造成营养失衡和多种微量营养素缺乏，不建议将方便面作为日常食物。

由此可见，即便是很普通的面条，营养价值也有高下之分，也能分出个三六九等来。一般来说，面条当中营养价值最高的是各种营养强化面条、杂粮面、意大利面等；营养价值稍微逊色的是白面条或湿面；营养价值最低的要属各种高盐挂面和方便面了。事实上，不仅仅是面条，其他食物也大抵如此，都有优劣好坏之分，细节上的差异非常大，需要用科学的方法来选购。

选面包要看产品类型

面包也是常见的主食，许多人习惯早上吃面包、喝牛奶，外出旅途中吃个面包充充饥。如果你只是偶尔吃点儿面包，那选择的时候凭借习惯、口味、喜好和心情都没有什么大问题。如果是经常吃的话，那还是建议你兼顾营养，因为不同面包之间的营养差异很大。

最值得推荐的面包是全麦面包、欧式面包、全麦切片、俄罗斯大列巴等，如果原料里还加入了较多的粗杂粮，那就更好了。它们最大的优点是总体能量较低。要说能量的高低，那多少才算是能量高呢？在营养成分表中，如果每100克的能量超过1600千卡，那就是一款高能面包了。上面说的这些面包之所以能量相对低，是因为不用或者用少量的糖和脂肪，如果你仔细看这些面包的配料表，会发现在配料表里各种油和糖的排位都比较靠后，有的甚至没有。这种面包很适合代替米饭和馒头做早餐的主食，我们也习惯称这些面包为"主食面包"。

与"主食面包"相对的是"点心面包"，点心面包一般都比较甜，大多靠口味和口感取胜，在制作过程中添加了大量的油和糖，比如各种起酥面包、丹麦面包、牛角面包、可颂面包、夹心面包、油炸甜甜圈等。这些面包吃起来软软的，香甜可口，非常美味，可是能量也高，脂肪含量可能在30%以上。甜甜圈要经过油炸，肉松面包含有大量的脂肪，奶油说到底就是油，这些成分给面包增添了好味道的同时，也给它增加了大量的能量。这个通过营养成分表就能够看出来。如果再留意一下，你会发现"起酥油""氢化植物油""植物油脂"等名词高频出现在它们的配料表里，这些油脂中含有反式脂肪酸和大量的饱和脂肪酸，不利于心脏和心脑血管健康，最好不要经常食用。

还有一些用豆沙馅、巧克力馅、葡萄干馅、坚果馅等制作的带馅面包，选择这些面包要关注馅料的组成，比如，有的豆沙馅里糖能占到馅料的一半，这样的豆沙面包就不值得选购，而单纯的葡萄干馅和坚果馅相对就要健康得多。这些信息都可以通过查看配料表获得。

超市里的商品，看一看配料表和营养成分表就能看透它的真相。可面包房里卖的面包，很多时候既没有营养成分表，也没有配料表，这该怎么办呢？这个可以通过面包的类型和名字判断，比如各种起酥、夹心一般不会少油和糖；也可以看面包的形态，看起来油汪汪，捏起来很软很湿的面包，一定不会少加油。那些少油少糖的面包，都是很干爽的、比较硬的，吃起来也没有浓烈的甜味和香味，而是有一种麦香味。

不存在健康饼干

饼干常常被上班族当作方便的早餐食物，但实际上饼干不应该被当作主食，而应该作为零食。饼干以面粉、糖、油脂为主要原料，有的酥、有的脆，其营养价值远不如馒头、米饭等主食。饼干种类很多，其花样之繁杂足以让你眼花缭乱。有些是比较值得推荐的，而另外一些则是油、盐、糖的重灾区。这时候，饼干的配料表和营养成分表往往能告诉我们一些重要信息，帮助我们进行选择，比如，真正的粗杂粮饼干原料应该是全麦粉、玉米粉、燕麦粉等，这种饼干的膳食纤维和B族维生素的含量都比

149

较高，是比较值得推荐的粗杂粮饼干；还可以借助饼干的配料表，注意饼干配料表中粗杂粮的排位，只有粗杂粮排在前两位的才称得上粗杂粮饼干，否则就名不副实了。同时，你也可以通过配料表了解粗杂粮饼干中油、盐、糖的含量情况，有的产品为了掩盖粗杂粮的粗糙口感，会加入更多的糖类和油脂，那油、盐、糖就会排在配料表比较靠前的位置。曾经有过一款粗杂粮饼干，饼干中白砂糖的位置竟然排在全麦粉的前面，这样的"粗杂粮饼干"，真的是名不副实，与健康背道而驰了。

有一些牛奶饼干、坚果饼干、蛋黄饼干等，由于添加了牛奶、坚果、蛋黄、蔬菜粉等成分，营养价值都有所提高，如果能保证比较低的油、盐、糖添加量，也是比较值得推荐的。

口感特别酥脆的饼干，比如曲奇饼干，它的主要原料是面粉、白糖和油脂，能量非常高，看一下它的营养成分表就能发现，脂肪含量会高达30%以上。为了达到酥香的口感，其中所用的油脂也主要以饱和脂肪为主，往往还会有反式脂肪酸，对健康十分不利。

有一些妈妈在家里自己制作饼干，这样做的好处是能够控制原料的品质，把握原料的比例，可以添加一些坚果、牛奶、蛋黄等营养更加丰富的食材，但在自制饼干的过程中也要注意少放油、糖，否则和市面上高油、高糖的饼干比起来并无什么差异。

总体而言，饼干并不是典型的健康食物，大多数的饼干都是高脂肪、高能量、高糖、低蛋白的，不建议经常用饼干来充当早餐，或者替代正餐，也不要经常把它作为零食，建议把饼干作为应急食品，偶尔少量食用。

选牛奶重点看蛋白质含量

"牛奶+面包"，已成为很多人早餐的标配。从城市到农村，越来越多的人意识到喝牛奶的重要性。然而，如何判断买来的牛奶是否营养丰富、货真价实呢？

蛋白质含量是选择牛奶的金标准，是牛奶内在品质的反映。拿起一包奶，找到标签上的营养成分表，第二行第二列，蛋白质对应的那个数字就代表牛奶中蛋白质的含量。最值得推荐的是蛋白质含量≥2.9%的奶类，即营养成分表中蛋白质含量这一项是每100克含有2.9克以上的蛋白质，这才是真正的奶，比如鲜牛奶、纯牛奶、纯酸奶等，都是非常优质的奶制品。一款奶制品无论它的商品名称是什么，蛋白质含量这一项的数值越高，说明奶中蛋白质的含量越高，也越值得选购。

如果有些人因受不了牛奶的膻味而喝不惯纯牛奶，可以选择调味奶。调味奶也是以牛奶为主要原料，只是在里面加了一些其他配料。按照国家标准的要求，调味奶的蛋白质含量要大于2.3%，比纯牛奶稍低，也还不错。早餐奶、核桃奶、咖啡奶、可可奶、果蔬奶、谷物奶等就属于调味奶。调味奶中往往会加糖，有些品种的含糖量不亚于甜饮料，购买的时候要注意查看营养成分表中碳水化合物这一项，数值越小越好，一般来说，碳水化合物含量在10%以下就算比较理想的了。所以选择调味奶，要选择蛋白质含量较高而糖含量比较低的。

如果说"调味奶"还属于奶类的话，那么"奶饮料"可就与奶无关了。"调味奶"是把其他配料加入牛奶中，而"奶饮料"是把奶加入其他液体配料里，所以严格来说奶饮料不是奶而是饮料。按照国家标准要求，乳饮料的蛋白质含量应该≥1%，从营养成分表上很容易就能看到，比如"营养快线""果粒奶优""爽歪歪"就是典型的乳饮料，颇受年轻人和小朋友们的欢迎，但其营养价值可比牛奶低很多，千万不要用它们来代替牛奶。

　　通过蛋白质含量来区分纯牛奶、调味奶、奶饮料是非常科学的方法，但要注意有些产品为了鱼目混珠，其蛋白质含量不按照国家标准规定标注每100克产品中的含量，而是写成一份、一包、一袋的含量，比如一袋250克乳饮料，只标注一袋中的蛋白质含量，这样蛋白质的含量看起来就和纯牛奶一样多了，很容易让人混淆，所以在选择的时候要格外留意。此外，还可以看食品标签上的"产品类别"说明，这里会非常明确地标注它到底是"奶""调味牛奶"，还是"含乳饮料"。

　　在超市的牛奶专柜，还会常见一些所谓的"功能性奶"，比如鱼油奶、多维奶、AD奶、高铁奶、高锌奶、铁锌奶等。这些产品大多是炒作概念，其实添加的功能性成分含量并不高，从营养上来说它们和普通的纯牛奶、调味奶没有太大的差别，但价格往往高很多，性价比毫无优势而言。如果想补充这些营养素，最靠谱的方法还是补充专门的营养补充剂，或者是通过其他食物来补充。

　　至于一些所谓的儿童牛奶，更是一个非常模糊的概念了，国家标准中根本就没有儿童奶这一概念。所谓的儿童奶，大多只是包装做得小一点儿，图案做得可爱一点儿，糖加得更多一点儿而已，不建议大家因为这些噱头而购买。

选酸奶要关注糖含量

酸奶口感好、容易消化、营养价值高，更受孩子和大人的欢迎，往往比牛奶更畅销。超市的冷藏柜中酸奶和类似的产品非常多，"酸乳""酸乳饮料""乳酸菌饮料""酸乳酪"常常让人眼花缭乱，比较不出个所以然来。

挑选酸奶最需要关注的是酸奶中蛋白质含量这一项。酸奶产品的营养成分表中蛋白质≥2.9%的属于酸奶，如果蛋白质含量≥2.3%则属于风味发酵奶，二者都属于酸奶。但是，要小心蛋白质含量≥1.0%的产品，它们是酸奶饮料，不建议当作酸奶饮用。

低糖酸奶是首选！在超市里，我们见到的绝大多数酸奶都含有糖，酸奶中至少要额外再添加6%～7%的糖才能让酸奶酸甜适口，注意这才只是比较适口而已，要想让它更甜、更好喝，就要加8%～10%，甚至更多的糖。全球著名的四大主导医学期刊之一《英国医学期刊》（BMJ）发文指出，通过对超市中约900份酸奶及其他发酵乳品进行评估，结果发现"酸奶中的糖实在太多了"。选酸奶,务必要关注含糖量,要小心越来越多的添加糖!你可以仔细查看酸奶标签上营养成分表中碳水化合物的含量,标签上的碳水化合物含量越高,含的添加糖就越多。在同等蛋白质含量下,优先选择碳水化合物含量低的品种,数字越小越好,不含糖的酸奶升糖作用非常缓慢,非常适合糖尿病人饮用。

普通人不喜欢无糖酸奶,可以选择碳水化合物含量在10%以下的。一旦含糖量超过12%就要慎重,最好不选!比如,酸奶中碳水化合物是12%,相当于一盒200克酸奶中含24克左右的糖。这些糖绝对不亚于一瓶甜饮料中的含糖量,也几乎和一块奶油蛋糕的含糖量差不多了。

纯酸奶好于果粒酸奶。有人误以为果粒酸奶中增加了水果、果汁等食材,一定会有不少营养价值,实则不然。纯酸奶蛋白质含量≥2.9%,而果粒酸奶中由于加入了果粒,蛋白质含量往往要低一些,在2.3%左右。并且所加的果肉、果粒往往都经过长时间的存放,其营养价值也会大打折扣。如果喜欢喝果粒酸奶,不妨自己往纯酸奶里加一点儿新鲜的水果丁、水果粒,这样混合之后营养价值要更胜一筹。

儿童酸奶和儿童牛奶一样,都是非常模糊的概念,一般儿童型产品和果味型产品糖的含量都会偏高一些,比如,某品牌的儿童牛初乳酸奶,含糖量比例高达16.7%。儿童酸奶中添加过多的糖,不仅会增加儿童患龋齿的风险,还会增加儿童肥胖的风险,甚至会增加儿童成年后罹患各种慢性病的风险。曾有专家指出,儿童牛奶、儿童酸奶可能是一种未被认识到的糖源,尤其对于幼儿,一定要引起警惕。

如果你喜欢自己制作酸奶，这绝对是一个好选择。在家里用市售菌粉、新鲜酸奶作为菌种，可以自制酸奶，不加糖或者少加糖。如果制作的是无糖酸奶，吃的时候可以加入一点儿带有甜味的新鲜水果，如草莓、猕猴桃、蓝莓等来改善口味，也可以加入一些谷物片，适当改善口感。

选择酸奶要特别注意查看保质期，在4℃左右的条件下，酸奶的保质期一般是14～21天。尽量选择日期新的酸奶，因为随着存放时间的延长，乳酸菌也会逐渐失去活性，使酸奶的口味变酸，风味变差，其保健作用也会大打折扣。

有人比较纠结喝酸奶的时间，这个真没有统一的标准！早晨、中午、晚上都可以。如果说非得讲究个时间不可，就要根据个人的不同情况和需要，比如胃酸过多的人，要避免饭前空腹喝酸奶；要把酸奶当加餐的人，就应该饭后饮用。酸奶最好不加热，冷藏的酸奶口感会更好。如果接受不了刚从冷藏柜里拿出来的酸奶，可以在室温下稍微放置一会儿，如室温25℃左右放20分钟，酸奶的温度就和室温接近了。

以上跟大家介绍了挂面、面包、饼干、牛奶、酸奶等日常食品该怎么选，相信通过这些最通俗的讲解，你会掌握选择加工食品的基本原则和关键点。只要我们掌握了看标签的本领，就可以分辨出营养价值高、值得推荐的食物，也能够分辨出高油、高盐、高糖，以及添加了很多食品添加剂的垃圾食品。相信你再去逛超市买加工食品时，就不会只看口感、外观和价格，更能兼顾它的营养价值了。

关键词解析

●营养强化

所谓营养强化，就是根据特殊的需要，按照科学的配方，通过一定方法把日常饮食中缺乏的营养素加到食品中去，以提高食品本身的营养价值。这样加工出来的食品，就称为营养强化食品，比如加碘盐、强化面粉、加铁酱油、强化了钙铁锌的奶类等。

关键营养信息

❶ 无论什么样的面条，选购的时候都要关注面条中钠的含量。

❷ 营养价值最高的面条是各种营养强化面条、杂粮面、意大利面等；营养价值稍微逊色的是白面条或湿面；营养价值最低的要属各种高盐挂面和方便面等。

❸ 给儿童选辅食面条的时候，应选择无盐的。

❹ 最值得推荐的面包是全麦面包、欧式面包、全麦切片和俄罗斯大列巴等。

❺ 在选购粗杂粮饼干的时候，选择粗杂粮排在配料表

前两位的，否则就名不副实了。

❻ 饼干并非健康食物，大多数饼干都是高脂肪、高能量、高糖、低蛋白，不建议经常用饼干做早餐，或者替代正餐，也不要经常把它作为零食。建议把饼干作为应急食品，偶尔少量食用。

❼ 选择牛奶的金标准是蛋白质含量，蛋白质含量是牛奶内在品质的反映。每 100 克牛奶中含有 2.9 克以上蛋白质的牛奶才是真正的奶，如鲜牛奶、纯牛奶等。

❽ 挑选酸奶也要看蛋白质含量，还要注意是否加糖。优先选蛋白质含量高、加糖少的酸奶。

ELEVEN

第

11

讲

选择高频食物，
要练就 "火眼金睛"

在我们的日常生活中，有一些食物的日常消费频率极高，简直就是必需品。这些高频食物通常不是初级农产品，而是加工程度相对较高的产品。因为消耗量大，高频食物也就成了商家的主要利润来源。在超市里，商家会把它放在食品区比较显眼的位置，便于消费者拿取。有些生产厂家为了迎合消费者，只看重产品口味，而忽略了营养价值，这就导致了市面上的产品营养品质参差不齐；还有一些厂家为了吸引眼球，多会在外包装上标示一些文字或者图片的噱头。所有这一些，在丰富我们生活体验的同时，也增加了健康生活的难度。

这些在你日常饮食中高频出现的食物买错了可不是一件小事，长期吃对健康的影响不容忽视。有些喜欢喝果汁的人，如果一直把果汁饮料当果汁天天喝，很可能会面临体重超重的问题；为了获得抗氧化效果而吃巧克力的人，要是错把巧克力制品当成巧克力吃，那只会适得其反。

那该怎么选呢？自然是放弃依靠感官、品牌、价格、口碑这些经验主义，而练就一双"火眼金睛"，读懂营养标签，掌握一些食物的关键信息，辨析清楚食物的真实品质，才能明明白白选出你要的健康食物。

选果汁要看产品类型

"果汁""果汁饮料""果汁果粒饮料""果汁汽水""果味饮料"，大多数人看到这些名字的时候一定是一头雾水。超市里的果汁种类繁多、名称相似，选购的时候要特别留意。按照国家标准的要求，"果汁"指不添加糖、不添加水、不添加任何其他配料，是100%的纯果汁。而果汁饮料、果汁果粒饮料、果汁汽水、果味饮料等，这些和纯果汁就完全不是一类食物。

选择果汁优先选择原汁保留果渣的品种。把水果加工成果汁要经过压榨、离心、过滤等步骤，才能得到水果的汁液。在这些加工过程中会造成一定的营养流失，水果中的不溶性纤维会变成残渣被丢弃，不溶性矿物质元素也会被留在渣子当中损失掉。保留果渣的品种会好一些，虽然加工过程中维生素等抗氧化物质会有部分损失，但至少保留了膳食纤维和矿物质。因此，选择果汁最好选择保留果渣的品种。

"100%原汁"的果汁虽不及保留果渣的品种，但由于果汁含量很高，可以保留大部分水果中的营养素，还算是比较理想的。它不额外添加糖，也不添加水分，相当于水果原汁。

然而，生活中比较常见的，其实是一些果汁饮料、果汁果粒饮料，我们日常选择的大部分饮料都属于此类。简单地说，它们是"水+果汁+糖+其他食品添加剂"的混合物。常见果汁饮料的原果汁含量一般在10%～20%，其他成分是水、糖、有机酸、水果香精、色素等，由于其中原果汁含量很少，所以果汁饮料的营养品质是比较差的。

营养品质最差的是"果味饮料"，从字面意思看，你会不会以为它是水果做成的饮料呢？殊不知，它的水果味道来自香精，颜色来自色素而已。说到底，果味饮料很可能是一丁点儿"果汁"都没有添加的饮料。这类产品基本上不具备营养价值，对健康也是毫无益处可言。不仅如此，在果汁饮料、果味饮料里，由于原味果汁含量很少或者干脆没有，所以要拥有香甜的味道，它势必就要往里面加入很多的糖和香料。这样的饮料偶尔解渴也就罢了，若把它当成健康饮料的话，那就大错特错了。

辨别纯果汁、果汁饮料、果味饮料并不难，在食品标签的"产品类型"这一项里会标注得很清楚，仔细查看配料表，就可以通过原料及其顺序判断出本质，千万不要被所谓的新概念所诱惑，更不要被包装上的"天然""营养""健康"等字样所误导。在这些果汁类型的饮料中"果汁含量"是一个关键的指标，此外要关注它们的含糖量，不管果汁含量有多高，高含糖量的果汁或饮料是不推荐的。

除了超市里各种各样的果汁之外，我们还经常会看到朋友圈、街边冷饮店有很多自制鲜榨果汁在售卖，建议不要随便购买这些所谓的鲜榨果汁，因为食品安全风险难以预测。自制自售，换而言之，即在整个过程中无标准、无监管，安全风险非常高。另外，有些轻食餐厅、快餐厅等随餐配送的自制果汁，存放时间比较长，也会增加安全风险。

对于果汁的选择，有一个最基本的大原则：果汁不能代替鲜果。无论是在超市选购的纯果汁，还是在外就餐时点的果汁，或是在家里自制的鲜榨果汁，它们都不能代替新鲜的水果。如果有新鲜的水果，也方便食用的话，首选新鲜水果，如果食用水果不方便，或者在没有新鲜水果的情况下，再选择果汁。再好的果汁也比吃饭更容易引起肥胖，尤其不要大量喝果汁，建议每天不要超过1杯。

沙里淘金选饮料

据国家统计局数据显示，近年来，我国饮料类零售额一直保持平稳增长趋势，2019年市场零售总额达到2099亿元，2020年全国饮料类零售额达到2294亿元。毫无疑问，饮料消费量巨大，其品质对人们健康的影响也是非常巨大的。

从营养上来说，饮料是真正的含糖大户。从道理上来讲，最好不喝饮料，喝白开水是最好的补水方式，不喜欢喝白开水可以喝淡茶水。但是有人就是想喝，再多的营养原则也挡不住"我喜欢"，这在青少年身上表现得尤其明显。那如果实在想喝怎么办呢？我们对饮料的态度是不要主动引导孩子去喝，或者纵容自己无节制地喝。实在想喝，那也得挑着喝，不妨退而求其次，在一堆差的选项里挑一个相对好的。

挑饮料最关键的是看含糖量，这一点非常重要。挑选时可以看名字，名字中有"低糖""无糖""零度""木糖醇"类字样的饮料，含糖量往往比较低。按照国家标准，每100毫升低糖和无糖饮料中糖含量小于5克和0.5克。虽然无糖饮料也有甜味，但是用木糖醇、甜蜜素、阿斯巴甜等甜味剂代替糖，能量比普通饮料低很多，但也不是完全没有能量，不要因为低能量就毫无节制地喝。

最不值得推荐的就是一些含糖量很高的碳酸饮料，比如可乐、芬达、雪碧等。这样一瓶普通的碳酸饮料，看它的营养标签中碳水化合物这一项，每100毫升里就有大约12克糖，按普通瓶装饮料每瓶500毫升算，合计起来就含糖高达60克。像这样的饮料并不是个例而是普遍现象，大多数的饮料含糖量都在一瓶60克左右，甚至更多。如果饮料的包装更大一些，比如1升或者2升，那毫无疑问你将摄入更多的糖。

我认识的一位出租车司机有时一天喝1瓶1升装的冰糖雪梨，算一算，坐在那里开一天车，要喝进去200多克的糖，想想都可怕。这会给我们的健康带来很大的风险，要尽可能不喝这样的甜饮料。

曾有人在网络上咨询过我一个问题："孕妇能不能经常喝碳酸饮料？"我的回答是"不能"。孕期要减少甜饮料的摄入，经常饮用高糖碳酸饮料对孕妇和胎儿都很不好，还可能导致肥胖，增加患妊娠糖尿病的风险。但是，在该回答下面的评论区中，有人说自己孕期天天喝碳酸饮料，孩子出生后母子平安。可我想说的是，高糖碳酸饮料对健康的影响不仅仅是短期的，还要看远期影响如何，而拿自己和孩子的健康去冒险，是非常错误的。

超市里有数以百计的、各种各样的饮料，它们既不属于高糖碳酸饮料，也不是无糖或低糖饮料，我们称之为"灰色地带"

饮料。选择这类饮料的一个基本原则是，在含糖量基本相同的前提下，选择营养价值比较高的品种，比如，两款饮料都含5%的糖，其中一款含有天然原料（如牛奶、豆浆、杂粮等）、营养成分（如维生素、钙、镁等）或保健成分（如益生元、益生菌、膳食纤维等），而另外一款饮料没有这些物质，则前者要优于后者。具体地说，植物蛋白饮料（如杏仁露、核桃乳、花生露、椰汁等）虽然也不是值得推荐的好饮料，但和碳酸饮料比起来相对要好一些。乳酸菌饮料、乳饮料含糖也比较多，但是和同等含糖量的碳酸饮料比起来，还是有一点儿营养优势的。纯果汁虽不如鲜果，但它和果汁饮料比起来，所含有益成分要多一些，因此要好过果汁饮料。当然，这并不是建议大家为了这些饮料中的那点"植物蛋白""乳酸菌"去喝甜饮料。

最后，我们来总结一下饮料的选择。首先，最好喝白开水或茶水，不喝甜饮料，如果做不到，首选低糖或无糖的饮料。其次，要学会次中选优，含糖量相同的前提下，选择营养价值相对较高的饮料。这是一个"动态"的建议，其核心理念在于选择过程中要不断地去"做比较"，选出适合自己且对健康有益的饮品。

看数字选巧克力

曾有知名网站做过巧克力食用习惯的小调查，99%的人吃过巧克力，41%的人经常购买巧克力，只有1%的人从不买巧克力，但鲜有人知道什么是真正的巧克力。巧克力备受青睐，但品质参差不齐，一旦吃得多又选不对，可能就会带来一系列让人忧心忡忡的健康问题。关于巧克力的选择，有几条建议。

购买巧克力要选择可可固形物含量高的。可可固形物的含量直接代表着巧克力的品质。可可中的酚类物质具有很强的抗氧化作用，有利于保护心血管健康。一般来说，如果追求健康巧克力的话，可可固形物含量越高越好，数值越高，代表纯度越高，健康效益越大。

在巧克力的外包装上就能看到非常醒目的大字，优质的黑巧克力可可固形物含量可达70%，如果能达到90%，甚至99%以上，那就相当纯了。当然，可可固形物的含量越多，巧克力吃起来会越苦。虽然味道苦些，但风味浓郁，回味无穷。

如果你实在受不了巧克力的苦涩味道，可以自己配一点儿坚果和水果干一起吃。那些口味香甜、口感丝滑的巧克力，可可固形物含量往往比较低，糖和饱和脂肪含量极多，对健康的危害已经远远大于那点儿多酚带来的益处。

如果在巧克力的外包装上找不到来自可可的原料含量的信息，最好不要购买。一般如果可可固形物超过50%，包装的正面上就会有大字注明，那么大的一个优点厂家怎么会把它藏起来呢？然而仔细观察你会发现，市面上大多数的巧克力，其可可原浆含量通常仅为20%，有的甚至更低，这些充其量就是巧克力味的糖果。

说到巧克力糖果，自然就要关注巧克力中糖的含量。这个可以看一下巧克力的配料表顺序，看看糖排在第几位。如果糖排在第一位，那就是一款巧克力糖，而非巧克力！白巧克力和生巧克力就是非常典型的代表。在白巧克力的配料表里排在第一位的永远是白砂糖！巧克力之所以对健康有益，正是由于它含有的苦涩多酚成分，而绝不是其中的糖和牛奶、精炼植物油，或者代可可脂。白色巧克力没有任何健康价值，而且它还含有对心脏有害的代可可脂和过多糖分。

逛巧克力制品区的时候仔细看一下，你会发现很多外形漂亮、包装华美的巧克力产品，比如巧克力豆、士力架、夹心巧克力、脆香米巧克力等。它们通常都是非常甜的，糖含量都超过50%，这些不是真正的巧克力，顶多算是巧克力味的糖果制品。

很多廉价的巧克力里没有可可脂，或者可可脂含量很少，取而代之的是代可可脂、精炼植物油、棕榈油、椰子油等配料。代可可脂跟可可脂有相近的形态和口感，但营养价值却是天壤之别，代可可脂之于可可脂，就相当于植物奶油之于黄油。按我国相关规定，如果代可可脂用量超过5%，就要标注

配料：可可液块，低脂可可粉，可可脂，白砂糖，食用香料。
过敏提示：本品可能含有微量坚果，大豆磷脂，牛奶，芝麻和小麦。
总可可固形物含量≥85%　可可脂含量≥46%

营养成分表

项目	每100克	营养素参考值%
能量	2210千焦	26%
蛋白质	11.0克	18%
脂肪	46.0克	77%
碳水化合物	19.0克	6%
钠	30毫克	2%

生产日期（年/月/日）20160801
保质期至（年/月/日）20171030

净含量：100克

优质巧克力

"代可可脂"几个字，以便告知大众真相。如果在购买巧克力的时候发现价格非常便宜，不妨仔细看一下配料表，里面一定有代

可可脂、精炼植物油等，这根本就不是巧克力。

巧克力是一种休闲食品，偶尔吃、少吃是明智的选择，即便是100%的纯巧克力，能量也不少，建议每天10克～20克的量就可以了。如果要把巧克力当成日常零食，来达到强健心脏的效果，首选可可固形物含量高而含糖量低的，最好买100%纯黑巧克力！

坚果要选原味的

坚果越来越高频地出现在我们的日常食物当中，并且在人们心中，坚果一直是健康食物的代表，事实上坚果的健康作用也确实毋庸置疑。然而，市面上出售的调味坚果，为了好吃或延长保质期，在加工过程中会加入较多的盐、糖、油脂及食品添加剂，这就大大降低了健康品质，建议大家在选购坚果的时候要多留意。

《中国居民膳食指南（2016）》强调，首选原味坚果，意思是在选择坚果的时候要选择原味的坚果，不要选择加盐、加油、加糖的坚果。坚果通常的加工方法是烤和炒，甚至是油炸，并且添加了较多的盐，容易引起口腔和咽喉的干燥感。很多人吃了咸味的瓜子会感觉口干舌燥，有时候舌头上还会引发水疱或者口腔黏膜溃破。这种"加味坚果"不在推荐范围内，应该少吃或者不吃。

购买时，带有包装的坚果通过配料表就能判断是否为原味坚果，注意阅读食品标签和营养成分表，配料表中除了坚果本身再无其他成分的为首选。如果你买散装的坚果，吃到嘴里凭味道也能判断是原味还是加味坚果，比如板栗，蒸煮之后的栗子和糖炒栗子的口味和口感还是不一样的，后者要甜很多。

《中国居民膳食指南（2016）》建议，每周可摄入50克～70克坚果，这相当于每天大约可吃10克的坚果。10克坚果是多少？很多人没有概念。举个例子，10克瓜子基本上就是一小把的量，带皮是20克～25克。换句话说，假如你买了500克瓜子，去掉250克皮，剩下250克的瓜子仁，每天10克，大约要吃25天。所以500克瓜子吃25天，这基本上就是比较符合推荐量的。不妨回想一下你买了500克瓜子，吃了多久呢？当一个人吃瓜子停不下来的时候，他已经开始背离健康饮食的原则了。

另外，10克左右的坚果还相当于每天吃2～3个核桃、10～15个花生、8～9个大杏仁、12～15个开心果、2～3个夏威夷果、4～5个板栗，等等。给大家罗列了这些数字，是为了让大家对摄入量有一个大概的了解，方便合理调节饮食结构。如果今天吃得多了一些，明天就少吃一点儿，这都是符合合理膳食的基本原则的。

坚果一次不要买太多，独立包装很重要。大部分坚果含有较多的不饱和脂肪酸，而不饱和脂肪酸容易被氧化，发生酸败变质，使坚果散发出特殊的哈喇味。如果一次性买太多，又难以在短时间内吃完，就很容易导致坚果变坏，不仅影响口感和口味，还容易造成营养损失。因此，建议大家一次少买一点儿，最好买带独立包装的坚果，这样没有开封的坚果无法和外面氧气接触，发生酸败的概率就小很多。如果已经一次性买了很多，可以用密封袋把坚果分装起来密封好，然后放进冰箱的冷冻柜里，可以延长保存期限。

尽量少吃加工肉制品

人们经常将加工肉制品作为菜肴或者方便零食，最典型的如牛肉片、火腿肠、牛肉干、腌肉、熏肠、香肠、培根、午餐肉罐头、肉酱等，它们有常温的，有冷藏的，都属于加工肉类。而这些加工肉类无一例外都被列入了国际癌症研究机构（IARC）的致癌物名单里，被定义为一级致癌物。所谓一级致癌物，就是致癌的可信度是非常高的，证据是非常可信的。

根据世界卫生组织和中国居民膳食指南的建议，尽量少吃加工肉制品。非吃不可的情况下，在选择上必须注意以下几个原则，虽然未必能降低致癌风险，但也能尽量提供一点儿对身体有益的成分。

首先，要注意查看所选食物的配料表。优先选择肉类成分排在前面的，比如配料表第一位是"猪瘦肉""鸡胸肉"的要优于第一位是"猪肉""鸡肉"的；第一位是"猪肉""鸡肉"的又好于配料表第一位是"淀粉"或者"肥膘"的。有的加工肉制品还会标注出肉的含量，总体来说，肉类含量越高越好，比如纯肉的要优于加了各种淀粉和肥膘的。

其次，还要关注营养成分表。同类产品优先选择能量相对比较低的品种，在能量相同的情况下，选择脂肪含量低的、蛋白质含量高的比较好。

最后，要注意留心营养成分表钠含量这一项，选择钠含量比较低的品种为好。绝大多数的加工肉制品含钠量都比较高，所以选择的时候钠的含量越低越好。

以上这些食物种类繁多，品质良莠不齐，偏偏在我们日常生活中又高频出现，如果选择不当，对我们日常健康影响很大。通过标签上的配料表和营养成分表获取食物的真实信息，遵循各类食物选择的要点，就能选出你想要的健康食物。

关键词解析

● 可可固形物

可可固形物是可可豆中的主要成分，它是制作巧克力的核心原料。可可豆在加工的过程中会被磨成可可原浆，可可原浆又会被加工为两种物质，一是可可脂，二是剩下的可可原浆，也被称为可可块、可可粉或者可可固形物等。

可可固形物含有大量的多酚类物质，这种物质是天然的抗氧化剂，特点是味道苦涩，巧克力的苦味就是由此而来。同时，可可固形物还含有较多的铁和钾，适量食用有利于心脏健康。

● 加工肉制品

加工肉制品一般指经过盐腌、风干、发酵、烟熏或其他处理的肉类食品。肉类的原料包括猪肉、牛肉、禽类及动物内脏或血液等。常见的加工肉制品有香肠、热狗肠、火腿肠、牛肉干、肉罐头、午餐肉等。

2015年，世界卫生组织国际癌症研究机构发布调查报告，将红肉和加工肉制品列为致癌物。

关键营养信息

❶ 果汁优先选择原汁保留果渣的品种。

❷ 果汁饮料中"果汁含量"是一个关键指标，越高越好。此外，还要关注含糖量，不管果汁含量多高，高含糖量的果汁饮料是不推荐的。

❸ 挑选饮料最关键的是看含糖量，名字中有"低糖""无糖""零度""木糖醇"类字样的饮料，含糖量往往比较低。

❹ 最不值得推荐的就是一些含糖量很高的碳酸饮料，比如可乐、芬达、雪碧等。

❺ 巧克力要选择可可固形物含量高的，可可固形物的含量直接代表了巧克力的品质。

❻ 巧克力是一种休闲食品，偶尔吃、少吃是明智的选择，即便是纯度 100% 的巧克力，能量也不少，建议每天食用 10 克 ~ 20 克的量就可以了。

❼ 坚果要选择原味的，不要选择加盐、加油、加糖的。

❽ 坚果一次不要买太多，独立包装很重要。

❾ 绝大多数的加工肉制品含钠量都比较高，所以选择的时候钠的含量越低越好。

TWELVE

第

讲

"沙里淘金"选择
优质零食

说到零食，有人视之为洪水猛兽，也有人对它爱不释手。或许你认为它们都是垃圾食品，自己从来不吃，也不让孩子吃，但不管个人对其态度如何，零食已经与我们的生活密不可分了。

其实，两餐之间加点零食，本身是合理的。对孩子来说，他们胃容量比较小，一次吃不了太多，提倡采用三餐两点的进食模式，而零食是必要的营养补充；成年人工作消耗量大，正餐前都会饥饿，零食可以预防饥饿导致的效率下降；老人胃肠功能下降，一次不宜进食过多，零食可以加强营养。

因此，我们应该理性地选购零食，不要让它变成诱发肥胖和多种慢性疾病的罪魁祸首，而是要让它成为营养的补充来源。超市里的零食花样繁多，各种糖果、膨化食品、果干蜜饯、冷饮、奶片奶酪等，不胜枚举。那么该怎么选才能避免零食危害健康，发挥其营养优势呢？本讲我们来揭晓。

相对健康的糖果：

坚果糖、牛奶糖

糖果是零食的典型代表，但很多人对糖果嗤之以鼻，认为它能量高、没营养，可孩子们却爱不释手，因此，我们应该在控制好总量的情况下尽量给孩子挑选相对健康的品种。

在种类繁多的糖果中，最值得推荐的是坚果糖，比如花生糖、芝麻糖、酥糖等，相比而言它是营养价值较高的品种。购买时，仔细查看这些糖果的配料表，芝麻、花生、杏仁、核桃等坚果排名比较靠前的，才是货真价实的坚果糖。这些糖果中，坚果所占的比例越大，营养价值就越高。

一些纯度比较高的奶糖、牛轧糖也是不错的选择。这一点通过营养成分表中蛋白质的含量就可以看出来，蛋白质含量10%以上的奶糖就是不错的产品了。选择奶糖还得好好看它的配料表，一定是牛奶、奶粉排名靠前的才是真正的奶糖。相比而言，大多数奶糖其实并不像我们想象的以牛奶为主要原料。比如，一款奶糖中糖的含量达到85%以上，奶的含量却很少。像太妃糖含糖量在70%左右，含糖量少了一点，但脂肪含量却高达25%，里面几乎也没有什么奶类成分。这些所谓的奶糖，在配料表上根本看不到"牛奶""奶粉"的字样，而是"奶精""奶油"，这种糖不是奶糖，产品里压根儿就没有牛奶，倒是有很多的饱和脂肪，这样的奶糖并不是健康的食品。

各种各样的水果硬糖，话梅糖、果汁糖、彩虹糖、代可可脂巧克力制品都不是健康的食品。这些糖果中的含糖量大多在90%以上，有的甚至达到98%。看一下水果硬糖的配料表，你就会发现没有一点与水果有关的配料，但大量香精色素的名称却赫然在列，糖果中花花绿绿的颜色，几乎都来自色素；它的各种水果风味，几乎都来自香精。这类糖果的维生素和矿物质含量很少，脂肪含量极少，热量几乎都来自糖，从营养价值上来说和吃糖没什么两样，是营养品质最差的糖果。

还有一些软糖、QQ糖，这些类似果冻样的糖营养价值也不高，要"浅尝辄止"。看看配料表就会发现，此类软糖里不过是卡拉胶、水、糖浆这几种主要原料，因为水分大，很可能还需要依靠防腐剂来抑菌，实在没有什么可荐之处。以某软糖配料表为例，配料表中葡萄糖浆、白砂糖、食品添加剂（明胶、果胶、柠檬酸等）、浓缩苹果汁、浓缩草莓汁等。以葡萄糖、白砂糖为主要原料，营养价值较低。

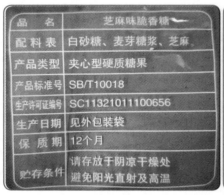

坚果糖配料表

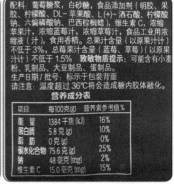

软糖配料表

不推荐食用膨化食品

在超市一般逛到膨化食品区，我都选不出什么像样的食物来。这个区域食物品种非常丰富，形态各异，色彩斑斓，颇受孩子欢迎。如果你仔细看这些膨化食品的配料表，会发现一个特别有意思的现象，就是它们所有的原料基本相同，无非玉米粉、面粉、淀粉……各种各样的面粉，并且配料表都很长，充斥着多种食品添加剂。再看一下营养成分表则无一例外，能量、脂肪含量、糖含量、钠含量都比较高。

市售膨化休闲食品的脂肪含量多在25%～35%，虾片是30%左右，粟米条是30%～35%，锅巴是37%，薯片和米果则接近40%……米饼和玉米花相对低些，但是也有15%～20%。你知道吗？大米、白面的脂肪含量一般都不超过2%，可想而知，在这些膨化食品中额外加入了多少油脂。

一些标榜"非油炸"的产品，其实脂肪含量也相当高，虽然没用油炸，却在配料时加入了油脂，所以油的含量一点儿也不少！淀粉与脂肪搭配，才是制造酥脆口感的秘诀。

不仅如此，在膨化食品长长的配料表中，经常会出现精炼植物油、氢化植物油、棕榈油、人造奶油、起酥油等字样，这些都是饱和脂肪酸和反式脂肪酸的供应者。

此外，膨化食品中的含盐量也非常值得警惕。在营养成分表的钠含量这一项，往往是高得爆棚，如果偶尔想买一袋解解馋，记得选择一款钠含量比较低的。

　　总体而言，膨化食品是不推荐经常吃的，它们既高糖高脂肪高热量，又高盐，尤其是一些需要减肥的人士，要远离这些食物。如果实在想吃，那也要从众多产品中选择一款能量、脂肪、含糖量都比较低的，并且浅尝为宜。

水果制品品质差异巨大

　　水果制品多以健康零食的形象出现在大众的视野中。但不同品种的品质却存在巨大差异，需要仔细挑选。

　　果干是比较值得推荐的一种水果制品。包括晒干的、风干的、烘干的、冷冻干燥的……真正的水果干不添加糖、盐、油及任何食品添加剂，是水果干燥脱水之后的天然状态，尽管吃起来也比较甜，但基本都是水果自身含有的糖分。对于预包装食品中的果干制品，在其配料表上只有"某某果干"的字样，不会见到其他额外的添加。从营养成分表上看其糖含量虽然都不低，但是脂肪含量几乎为零。

　　常见的果干有葡萄干、无花果干、蓝莓干、桂圆干、荔枝干、桑葚干、柿饼等。这些果干在制作过程中或许会损失一些维生素，但矿物质和膳食纤维则会保留。果干是水果的浓缩体，能量会比较高，不宜吃太多，每次食用不要超过一小把。建议在食用这种果干时，尽量减少单独食用，搭配在酸奶里，或者跟坚果一起吃，用来调剂一下口味。在吃水果不方便的时候，偶尔用果干替代一下，也是不错的选择。

一般在果干出售区域还会看到各种香香脆脆的果蔬脆片。常见的果蔬脆片有香蕉片、红薯片、秋葵干、苹果片等，通常是低温油炸的，含油量都挺高，我把它们叫作"伪果干"。

比较一下营养成分表便知：毫无添加的水果干，脂肪含量多数在1%以下，而油炸果蔬脆片的脂肪含量则在10%~20%。此外，在油锅里走一圈后，果蔬脆片的维生素等营养素也损失惨重。此类果蔬脆片并不在推荐水果制品之列。

水果低温脱水油炸可以做出果蔬脆片，用盐腌、糖渍就成了"蜜饯""果脯"。水果去皮之后在糖液中腌制，让糖分慢慢渗入水果组织中，经过长时间腌制，水果呈现出半透明和胶黏的状态，如法炮制的果脯、蜜饯中含糖量能达到60%以上。还有话梅、蜜枣脯、阿胶枣、杏脯、水晶枣等都是以水果为原料制作的，其口感均来自添加的糖、酸味剂、香精等。总体来说，市面上果脯、蜜饯几乎全部为高能量、高糖食品，部分产品加工中还需要加入盐，又使其成为高钠食品，属于典型的营养价值低、健康风险高的食品。一种水果制品到底是不是蜜饯、果脯，可以通过"产品类别"这一项来判断，其实大部分一眼就能识别出来。

不建议在日常生活中经常食用果脯和蜜饯，对于没有胃口的人，偶尔用来开开胃促进食欲还可以。

有些人习惯用果酱来佐餐食用，果酱搭配面包能带来非常诱人的味道，也就成了很多人餐桌上的必备品，但果酱的含糖量也高达60%以上，这些糖一方面是水果本身的糖，还有一部分是在加工果酱过程中添加进来的白砂糖。假如早餐面包里经常加2大勺果酱的话，那就相当于每餐多吃进去30克～40克的白糖。

选择果酱时最好选择含糖量低一些的品种，购买时注意看一看配料表，原料越简单越好，最好只有水果和少量糖。此外，果酱中往往还会添加一些其他的辅助原料，放一点柠檬酸和果胶还是可以接受的，但香精、色素、防腐剂、琼脂之类的配料最好没有。

从品种上来看，可以考虑选择一些富含花青素、类黄酮和矿物质的水果制作的果酱，这样的果酱营养价值稍微好一些。比如蓝莓果酱、山楂果酱、草莓果酱都非常出色。

从数量上，食用果酱要本着少食的原则，每天不要超过1勺，或者用它替代糖来使用，以控制糖的摄入总量。

水果罐头是很多孩子喜爱的零食，水果罐头可以保留水果中大部分的营养，唯一美中不足的就是含糖量比较高，在营养成分表上会清楚地看到水果罐头的含糖量一般都在30%以上，但好在糖分主要集中在罐头汤里，所以吃水果罐头时最好不要喝汤。

此外，尽量选择形状更完整的、大块的水果罐头，这样的水果罐头对原果的品质要求更高，成品质量相对更有保证。比如桃子罐头，选择一分为二的要好于桃子碎肉的。

上面所提到的众多水果加工制品，果干、果酱、果脯、蜜饯、罐头等，营养成分几乎都有所下降，大部分还加入了糖、防腐剂、色素，从健康和安全的角度，还是推荐选择新鲜的水果。建议在携带不方便，或者水果摄入不足的时候，可以根据实际需要合理选择这些水果制品进行补充。

营养价值

乏善可陈的"奶制品"零食

在超市里通常会有一个这样的"奶制品"零食区，货架上摆满了各种各样的奶片、奶条、奶贝等，这是很多孩子喜欢的零食，选择这些食物的时候一定要擦亮眼睛。

如果仔细看一下大部分奶片的配料表，你会很容易发现所谓的奶片中都含有各种糖：白砂糖、麦芽糖、糖浆……通过营养成分表碳水化合物这一项同样会发现它们含糖都比较高，与其叫奶片倒不如叫糖片，虽然也有一点儿营养成分，但糖分非常高。

至于奶条、奶贝，其营养价值基本都是乏善可陈，这些都不是真正意义上的奶制品。有邻居问我奶片能不能给孩子吃，健康不健康，我给不给孩子吃？我告诉她，奶片这种"糖"我一般不会主动给孩子吃！我曾经跟孩子一起仔细算了一下奶片的含糖量，大约要50片的奶片，其中蛋白质的含量才能和一杯奶相当，而50片奶片的含糖量大概是50多克，一杯牛奶中的含糖量才不过三五克，所以千万不要把奶片作为营养品，更不能拿它来代替奶制品。用吃奶片来补充营养，只会吃下过量的糖。当然，比起纯粹的糖果，奶片还是稍微强那么一点点的。

如果实在要选择一款奶片零食的话，可以选择含糖相对比较低的品种，纯度高的好奶片应该具有这样几个特征：排在配料表前面的应该是奶粉，配料表中没有植脂末，营养成分表中含糖量也相对较低。满足这几个条件的奶片偶尔可以买来给孩子解解馋。

奶酪是奶类发酵并浓缩的制品，有一斤奶酪相当于十斤牛奶的说法。购买奶酪的时候，首选纯奶酪。但实际上，在市面上很难买到纯正的奶酪。最常见的是"再制奶酪"，再制奶酪是在少量奶酪的基础上加入其他原料生产的，口感比纯奶酪更受欢迎，在包装上会看到"再制奶酪""再制干酪"等字样。再制奶酪中会标注奶酪的比例，一般都会≥15%，虽说营养价值远不及纯奶酪，但再制奶酪胜在口味，如果吃不惯纯奶酪，选再制奶酪也未尝不可，不过要尽量选择那些奶酪比例高的。

以某奶片配料表为例（见下图），配料表中排在最前面的为含乳食品基料粉，其主要成分为：葡萄糖浆、植物油、奶油等，含糖量高，营养价值较低。

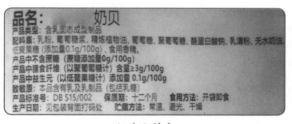

奶片配料表

再以一款再制干酪为例（见右图），其主要原料为干酪，添加量为74%，是一款相对较好的再制干酪。

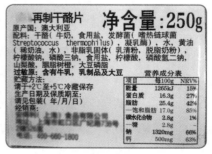

再制干酪配料表

冷饮：
能量大户

雪糕、冰激凌这类零食，花样非常多，种类也很复杂，人们选择的依据大多是口味喜好，也可能是外形，还有人也常随机拿取。大部分人都没有看冷饮标签的习惯。要知道，它们可都是能量大户，选择时最好遵循以下几个原则。

一定要看它的配料表，优先选择那些添加剂种类少的品种。配料表越短越好，这里面的名词最好都是你认识、熟知的成分。比如几款雪糕当中，其中有一款组成成分只有5种，那相对于15种、40种配料的要好很多。当你想随手拿一根雪糕的时候，不妨拿配料表短一些的。

除了看配料表的长短，最好再看一下营养成分表，重点关注含糖量和脂肪含量，优先选择能量相对较低的。我把市面上大约50多款雪糕、冰激凌的含糖量、脂肪含量、添加剂种类做了对比，发现一个问题：大多数产品含糖量都很高，在20%~40%，脂肪也大概是这个比例。选雪糕看营养成分表，尽量选脂肪含量、糖含量低一些，蛋白质含量高一些的。通过这个原则，你会发现含乳的冰激凌好于雪糕，好于棒冰。不是所有的雪糕都叫冰激凌。国家食品标准中，冰激凌乳脂含量和蛋白质含量都是有要求的。从乳脂含量上来看，达不到一定乳脂含量的雪糕是不允许自称冰激凌的。从蛋白质含量上来看，冰激凌中的蛋白质的含量是最高的，其次是雪糕，至于棒冰和冰棍几乎就没有什么蛋白质了。棒冰的原料中可能只有水，还有糖，再就是适量的食品添加剂，这和冻起来的糖水基本上没什么差别。

冷饮出厂前不像其他预包装食物会有杀菌程序，所以更容易发生卫生问题。各种各样的冷饮店、奶茶店里或者路边自制的冰激凌，购买时就更要谨慎了。这些冰激凌，看不到配料和营养成分表，营养状况不得而知不说，更不知道来源，长期放在那里不停分装，很容易发生卫生问题。

从营养角度来说，冷饮类食物是一种不健康食品。不过炎炎夏日大家总是离不开它，因此建议大家尽量选择能量较低、添加剂较少、营养素含量相对较高的。

如果能居家用冻酸奶、冷果汁代替雪糕、冰棍等，或自制冷饮，如绿豆冰、酸奶冰等，那就再好不过了。如果你喜欢，还可以根据个人口味在里面加一点儿果干，这样自制的雪糕、冰激凌，才更让人放心，也更有营养价值。

零食已经成为我们日常饮食不可或缺的一部分，如果选择不当会影响整体饮食的质量，所以选零食也不能脱离营养均衡、避免高油高糖的大框架。我们虽没有将所有零食一一列举，但也教给了大家常见的零食应该关注的要点和对比原则，相信大家能从标签上的配料表和营养成分表，了解一款零食的本质，从而做出明智的选择。在你掌握这些技能的同时，别忘了分享给自己的家人和朋友，共同保持合理健康的饮食习惯，提高生活品质。

关键词解析

● 食品添加剂

食品添加剂是为改善食品品质和色、香、味，以及为防腐、保鲜和加工工艺的需要而加入食品中的人工合成或者天然物质。在现代食品加工中，绝大部分食品都需要加入食品添加剂。食品添加剂的使用大大促进了食品工业的发展，同时也存在不少食品添加剂滥用的现象。

● 膨化食品

膨化食品以谷类、薯类、豆类等作为主要原料，经过加压、加热处理后使原料本身的体积膨胀，内部组织结构亦发生了变化，经加工、成形后而制得。膨化食品相对来说比较容易消化吸收，但是现在市面上典型的膨化食品，如雪饼、薯片、虾条、鸡条等，往往是高油、高盐、高糖、高添加的，选购时要仔细鉴别。

关键营养信息

❶ 糖果整体来说营养价值不是很高，如果要吃糖的话，也要"浅尝辄止"。

❷ 一些纯度较高的奶糖、牛轧糖、花生糖、芝麻糖等，比水果硬糖、QQ 糖要稍好一些。话梅糖、果汁糖、彩虹糖、代可可脂巧克力制品都不是健康的选择。

❸ 市售的膨化食品总体不值得推荐，它们既高热量、高脂肪，又高盐高糖。

❹ 与果蔬脆片、蜜饯、果脯、果酱或果汁饮料相比，果干是比较推荐的一种水果制品，但仍不如直接吃新鲜水果。

❺ 常见的奶条、奶贝、奶片等都不是真正意义上的奶制品，尽量少吃。

❻ 纯度高的好奶片应该具有这样几个特征，配料表中第一位是奶粉，且没有植脂末，营养成分表中含糖量也相对低。

THIRTEEN

第

13

讲

调味品选择要看
关键信息

常言道："自古开门七件事，柴米油盐酱醋茶。"由此可见，在中国这片饮食文化博大精深的土地上，调味品在百姓生活中占有着重要地位。无论是南方还是北方，谁家也离不开各种各样的调味品。很多人都喜欢逛超市的调味品专区，因为这里不仅调味品种类齐全，还经常有新品，不经意间的发现就会给生活带来惊喜。在某种程度上，调味品专区的调味品种类能够很大程度上反映一个地方的饮食口味，甚至能反映本地的一些饮食文化。

经常有人问我们，这么多的调味品到底要怎么选。确实，长长的调味品专区光酱油就几十种，没个标准还真是不知道从何下手。还有人开玩笑地说："看价格选，越贵的越好！"其实，价格并不是衡量调味品品质的唯一标准，每一种调味品都有其非常关键的衡量标准。我们一起来看看怎么选择调味品能更好地为你的健康生活锦上添花。

购买酱油首选酿造酱油

在超市调味品专柜里酱油品种最为繁杂，除了传统的生抽、老抽，还有诸如海鲜酱油、增鲜酱油、菌菇酱油、儿童酱油……它们的价格也比普通酱油贵好几倍。如此多种类的酱油该怎么去挑选呢？记住一定要看清瓶身这几个地方。

首先，要看这款酱油是"酿造酱油"，还是"配制酱油"，酿造酱油为首选！国家标准明文规定，酱油产品外包装上一定要注明是酿造还是配制，在标签上就能很容易找到。酿造酱油是用传统的方法，以大豆、小麦为原料经微生物发酵制成的。而配制酱油是用一部分酿造酱油，再加一部分蛋白水解液调制出来的。我们经常听到的广告词"晒足180天""三年陈酿"，说的就是这种酿造酱油，它的发酵时间更长，口味更丰富，风味更浓郁，通常价格也较配制酱油贵一些。相比而言，配制酱油的口味单薄，也缺少酿造的自然风味。鉴于家庭日常调味品用量不大，也不会给生活带来太大的负担，建议优先选择品质更为卓越的纯酿造酱油，这样更有助于提高家庭烹调的质量。

其次，选酱油要看等级。按照我国国家标准要求，酱油的等级是依据氨基酸态氮含量来划分的。国家标准中有明确的规定：合格酱油，氨基酸态氮含量不得低于0.4克/100毫升；二级酱油，氨基酸态氮含量不得低于0.55克/100毫升；一级酱油，氨基酸态氮含量不得低于0.7克/100毫升；特级酱油，氨基酸态氮含量不得低于0.8克/100毫升，有的产品甚至高达1克/100毫升。酱油的鲜味主要取决于氨基酸态氮的含量，所以氨基酸态氮含量越高，则酱油品质越高，鲜味也就会越浓。有些酱油叫作增鲜酱油，其中额外加了核苷酸、蛋白质水解物、酵母抽提物、肉类提取物、味精等配料，鲜味更加浓郁，氨基酸态氮含量也会有所提高。如果选择这类酱油，就不必再使用鸡精和味精了。

最后，要看使用说明。在酱油的包装上一般会写上"烹调方法或者食用方法"，不同的酱油有不同的推荐食用方法，比如有"佐餐酱油""凉拌酱油""烹调酱油"等。佐餐酱油的卫生要求更高，是可以直接生吃的，可以用来凉拌或者蘸食；而烹调酱油更适合在炒菜、煲汤等加热烹调中食用。在国家微生物指标的要求中，对于佐餐酱油的细菌总量有严格限制，对致病菌则要求不得检出，这样可以避免佐餐酱油在直接生食的过程中细菌超标。而烹调酱油在这方面并没有明确要求。因为烹调酱油需要烹调加热，即便酱油中含有细菌也会被杀灭。在选择的时候应该根据实际需要合理选择。

从营养角度来说，有两款酱油特别值得一提，它们是减盐酱油和加铁酱油。减盐酱油更有利于健康。普通酱油都比较"重口味"，而"减盐酱油""淡盐酱油"中钠的含量比同类产品减少20%以上，对日常控盐有很大帮助，尤其是家有儿童或者高血压患者，建议多选择这种口味淡的酱油。通过

原料: 水、有机脱脂大豆、有机小麦、食用盐
Ingredients: Water, Organic Defatted Soybeans, Organic Wheat, Salt
质量标准: 氨基酸态氮 ≥0.90g/100mL
Quality Standard: Amino Acid Nitrogen ≥0.90g/100mL
质量等级: 特级
产品标准号: GB/T 18186 高盐稀态
食用方法: 可用于佐餐凉拌或烹调炒菜

有机酱油配料表

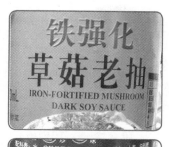

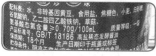

配料表：水，非转基因黄豆，食用盐，焦糖色，小麦，白糖，谷氨酸钠，乙二胺四乙酸铁钠，草菇。
氨基酸态氮含量≥0.70g/100mL
产品标准号：GB/T 18186 高盐稀态发酵酱油
保质期：18个月 生产日期印于瓶盖或标签
质量等级：一级

铁强化酱油配料表

比较营养成分表里的钠含量，就可以选出含钠量低的酱油了。

　　加铁酱油是一款强化营养素铁的调味品。所谓"加铁"，就是在酱油里面添加了铁元素，这种酱油含铁比较丰富，有助于预防缺铁性贫血。这款酱油对普通人意义不大，但对于一些素食者、贫血者、孕妇、儿童或者因为种种原因吃不到红肉的人来说更为有益。当然，加铁酱油中的铁含量并不是特别高，即便不贫血的人食用加铁酱油也是安全无害的，不必担心因为使用加铁酱油而导致铁摄入过量的风险。购买加铁酱油时需要留意食品标签上是否标有"强化食品"标识。

蚝汁浓度
决定蚝油的营养价值

　　在超市里蚝油多与酱油等调味品一起摆放，二者虽然只有一字之差，包装看起来也相似，但原料和风味却完全不同。酱油的基本原料是大豆，而蚝油则是用蚝汁等配制而成的。蚝油多有咸鲜味，在烹调时不但可以替代味精、鸡精、酱油、食盐等调味品，还可以去腥、增香、提鲜；适合拌面、拌菜、煮肉、炖鱼、做汤等，尤其在广东菜肴中是非常经典的传统鲜味调料。

挑选蚝油，可以看一下蚝油的配料表里排在前面的有没有蚝汁，高品质的蚝油蚝汁的浓度比较高，口味更正宗，味道更鲜美，其营养价值更高。如果在你挑选的蚝油里，蚝汁在配料表中排得比较靠后，或者配料表中只有一点儿"蚝汁粉"或"浓缩蚝汁"，那么这样的蚝油品质会稍微差一些。除此之外，要看蚝油配料表的整体长度，总的原则是配料表尽量短些，额外添加的鲜味剂尽量少一些。

有一款蚝油配料表是这样的：蚝汁、水、白砂糖、食用盐、食品添加剂（增稠剂、谷氨酸钠、肌苷酸钠、鸟苷酸钠、焦糖色）、小麦粉。而另外一款蚝油配料表是：蚝汁、水。显然，第一款蚝油中除了蚝汁，还添加了糖、盐及一些增鲜的食品添加剂。这些增鲜成分如谷氨酸钠、肌苷酸钠、鸟苷酸钠都含有钠，都无形中增加了蚝汁的咸度，产品的复合鲜味可能有所提升，但品质却远不如第二款。在购买蚝油时，如果配料表都差不多，可以再看看营养成分表，选择含钠量相对比较低的为好。

蚝油味道鲜美的秘诀在于其中富含的氨基酸，但氨基酸受热时间太长容易使之失去鲜味，所以一般在菜肴即将出锅之前或者出锅之后趁热加入。蚝油在常温下存放比较容易变质，开盖后建议放在冰箱里保存，但也不宜存放过长时间。因此，选择蚝油最好买小瓶的，可以适当缩短存放时间，以防止变质。

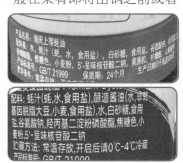

筛选好醋的标准：
酿造、总酸度、配料表

醋一直被视为保健食品，家家调味必备，但是怎么选择醋，很多人可能会被"×年陈酿"等噱头所吸引。建议大家根据具体用途来选择，比如吃饺子选择山西老陈醋，腌白菜选择白醋，拌凉菜选择果醋。人们常根据喜好和用途来选醋，但是即便同样是白醋，同样是老陈醋，也有不同的等级、不同的品质、不同的酸度和不同的加工条件。

比如，你要选购陈醋，面对琳琅满目的货架，建议首先在瓶身上找到"酿造食醋"四个字，这里面"酿造"二字十分重要。在国家标准里，瓶身上标有"酿造"二字的食醋，说明它是由纯粮食酿造而成的，营养价值也相对较高。而与"酿造"二字相反的是有一些醋的瓶身上写的是"配制食醋"。说得通俗一点，配制食醋可以理解为是"勾兑"的，当然这里所谓的勾兑并不是随意勾兑。国家标准中对于"配制食醋"也有标准，它要求配制食醋里要含有50%的酿造食醋，其余50%为其他原料，比如一些食品添加剂和冰醋酸等。与纯"酿造食醋"相比，这些"配制食醋"的品质就要差一点，并且在实际的生产检测过程中，尚没有一套切实可行的办法来鉴定是否真的含有50%的酿造食醋。鉴于此，还是建议大家选酿造食醋比较稳妥。

好醋的标准要看"醋酸"浓度。如果你稍加留意的话会发现，所有陈醋的标签上都会有一个名词叫作总酸度。按要求，食醋产品标签上应标明总酸的含量。国家标准要求，优质食醋的总酸含量一般在5%～8%，一般合格酿造食醋的总酸度≥3.5克/100毫升，数字越高，醋酸含量越高，则证明酸味越浓郁醇厚，醋的品质也越好。此外，酸度越高的醋，其保存时间也更长。

经过"酿造""总酸度"这两项筛选之后，你还应该关注一下所选陈醋的配料表。举个例子，我在超市里看到一款陈醋配料非常简单：水、大米、高粱。而另外一款陈醋的配料表则是：生活饮用水、高粱、玉米、麸皮、豌豆、食用盐、食品添加剂（苯甲酸钠）、香辛料。显然从第一款的配料表里很容易看出原料相对单纯，既没有各种添加剂，也没有防腐剂，从这个角度来看也更加符合健康的需要。

至于有人说，摇一摇陈醋的瓶身，看一看是否有均匀的小气泡，然后看气泡消退速度是否很慢，以此来判断陈醋的品质。在我看来，这些只是辅助手段，最关键的还是看标签。除了陈醋，还有白醋、米醋、水果醋、山西老陈醋、镇江香醋等，无一例外都要看好它们的标签。

需要特别注意的是果醋，其实它并不比其他食醋有更多的营养优势。目前还没有果醋的强制国家标准，所以各个厂家生产的果醋产品质量参差不齐，建议优先选择发酵、酿造的果醋。质量比较好的酿造果醋含有和其他食醋相当量的醋酸，标签上不但会注明加工方法，还会注明果汁的含量。此类产品酸度较高，最好用它来拌果蔬沙拉，如果需要直接饮用，必须加入一些水稀释后再饮用。有一些配制的果醋是用少量的果汁加醋酸勾兑出来的，因为缺少发酵过程，品质稍差，更差一些的可能连果汁都没有添加，而是直接用果味香料勾兑出来的。这类产品往往是"果醋饮料"，可以通过标签上的配料表看出来。这类果醋通常会在包装上写一些子虚乌有的保健作用，而对加工方法、果汁含量等硬指标却避而不谈，选择的时候要注意区分。

选购食盐掌握两个关键点：
低钠、加碘

现在超市货架上的盐越来越有"盐值"了，随之价格贵了，品种也多了，如海盐、竹盐、补钙盐、补铁盐、补碘盐、各种营养盐，还有的号称"天然""无添加"，让人眼花缭乱。不过尽管名目繁多，但是就选择盐来说，方法还是很简单的，只需要掌握两个关键点：第一低钠，第二加碘。

目前就我国食用盐消费的现状来说，最值得买的就是低钠盐了，低钠盐中用30%的氯化钾替代了氯化钠，使钠的含量大幅下降，这对减少钠的摄入量能起到非常关键的作用，长期来看能在一定程度上降低高血压发病的风险。不仅仅高血压和冠心病患者应该食用低钠盐，建议所有人都将低钠盐作为日常调味盐。

烹调中需要注意的是，即便低钠盐也要控制用量。低钠盐的含钠量虽然减少了，但也不要为了追求重口味而加入更多，否则摄入钠量不但没有减少，总量反而会更多。如此一来，就失去选购低钠盐的意义了，科学使用才能真正体现低钠盐的价值。

绝大部分食盐，无论低钠与否都是含碘的，如果没有特定的甲状腺疾病，人们都应该食用碘盐。需要食用无碘盐时，医生会给你明确建议。至于其他添加各种微量元素或维生素的营养盐并没什么实际意义，盐本身就是多吃无益，里面的钙、锌含量又实在太低，指望用食盐来补钙、补锌，远不如吃豆腐、喝牛奶、吃点儿海鲜有效果。

无论什么糖，
都是越少食用越好

　　糖作为调味品，其实在超市里已经没有那么牢固的地位了，这一点从它一般被放在货架的底部就能发现。现在几乎很少有人主动单纯地吃糖了，大多是在腌制一些食物，制作一些特殊菜肴的时候才会加一些。

　　有一次，我跟一个患糖尿病的朋友说："熬银耳莲子汤的时候不要放糖，对血糖不好。"她接下来问了一句令我大跌眼镜的话："冰糖算吗？"冰糖、白砂糖、绵白糖、红糖、黑糖、黄糖、老冰糖等，虽然名称各异，但其实归根到底仍是糖，其核心成分都是"蔗糖"，本质上并无差异。这就好比一个人去不同场合穿了不同的衣服，梳了不同的发型，但人还是那个人，并无本质区别。

　　至于一些概念糖，比如"孕妇红糖""老人红糖""补血红糖""古法红糖"，除了价格上高于普通白糖、红糖，并无太多营养价值可言。在选糖上，不必纠结于名称，也不必看所谓的功能和营养的宣传，都乏善可陈。倒是可以根据你自己不同的用途：冲咖啡加一点儿砂糖，炖煮放一点儿冰糖，熬豆沙放一点儿绵白糖……当然，在这里重申一下，无论什么糖，都是越少越好，因为我们日常生活中一点儿也不缺糖，反而很多食物里都含有隐性糖。

鸡精和味精相比，
并没有营养和安全优势

对于味精和鸡精的选择，大部分人会抛开味精而选择鸡精。大家不敢吃味精，主要是担心它会产生致癌物质。然而事实却是，鸡精的主要成分也是味精，如果说味精有安全风险的话，那么鸡精也在所难免。所以，单从安全性上来讲，到底是选择鸡精还是选择味精，并无区别。与其纠结选哪个，还不如真正掌握味精的正确使用方法。联合国粮农组织和世界卫生组织食品添加剂专家认为，在普通情况下，味精是完全安全的，可以放心食用，只是不要将它加热到120℃以上，否则其中的谷氨酸钠就会失水变成焦谷氨酸钠，从而失去鲜味。所以热炒的时候尽量不要放味精，拌凉菜、蒸菜或者做馅时可以放一点儿。

不少人觉得，味精是化学合成物质，不安全，而鸡精则不同，它是以鸡肉为主要原料做成的，鲜美而又营养。所以，有些人炒菜时对味精避犹不及，但对鸡精却觉得多多益善。实际上，味精的主要成分是谷氨酸钠，在很多天然食物中都存在。只要仔细看一下鸡精的配料表，你就会发现鸡精里面也是味精占绝大部分，几乎都在50%以上，除此之外还有糖、盐、糊精、淀粉、鸡肉粉或鸡骨粉、香辛料、肌苷酸、鸟苷酸、鸡味香精、淀粉等物质。这些复合物质也具有调味的功效，能让鸡精的鲜味更柔和，口感更丰富，且香味更浓郁。至于鸡精中逼真的鸡肉味道，主要来自鸡肉、鸡骨粉，它们是从新鲜的鸡肉和鸡骨中提炼出来的，此外鸡味香精的使用也可以使鸡精的"鸡味"变浓。如此说来，鸡精和味精相比，并没有太大的营养和安全方面的优势。

如果要从众多品牌的鸡精里面选择一种的话，建议你先看配料表的第一位，如果第一位是鸡肉粉、鸡肉浓缩汁、鸡骨粉、鸡肉提取物，会相对好一些。这说明鸡精中的主要原料来自鸡肉本身，在此基础之上添加的各种呈味剂和复合调味料越少越好。而有些鸡粉除了味精、淀粉、糊精等之外，还会有"鸡肉味香精"等字样，相对来说这就要比纯"鸡肉粉""鸡肉浓缩汁"的鸡精差一些了。同样，除了鸡精、鸡粉外，还有蔬之鲜、六倍鲜、蘑菇精等鲜味料，也皆属此类，本质上并无太大的差异。鸡精也好，味精也罢，本身都含有不少的盐，一袋鸡精半袋盐，这种说法一点儿都不过分，炒菜和做汤时如果用了鸡精，用盐量一定要减少。

配料：味精、食用盐、大米、白砂糖、鸡肉、食品添加剂（5'-呈味核苷酸二钠、核黄素）、鸡蛋全蛋液、食用香精、咖喱粉、小葱、大蒜。
致敏物提示：含有鸡蛋、大豆制品。可能含有芹菜、芝麻油、文蛤、扇贝、乳制品。

鸡精配料表

浓汤宝等汤底、汤料
都是由添加剂调制出来的方便食品

　　超市里面的浓汤宝等汤底、汤料，可以说除了方便快捷，其他方面乏善可陈。这些统统是由各种添加剂调制出来的方便食品，有着强烈的鲜味，但不具有对外宣称的营养价值。看一下配料表，你就会发现，浓汤宝跟浓汤一点儿关系都没有，也并不是浓汤。一般配料表里会写：增味剂、食用香精、增稠剂、酸度调节剂等。这些都是食品添加剂，它们的主要作用就是用来合成浓汤宝的鲜香味道，其营养品质不高，与用天然食物熬制的鸡汤、骨头汤、牛肉汤等不可相提并论。

　　除了配料表，可以再留意一下浓汤宝的营养成分表，浓汤宝含有很多钠，一般情况下每100克浓汤宝含有7克～10克的钠，超过了一个人一天食盐的限量。类似浓汤宝的产品在调味品区还有很多，包括各种底料、汤料、粉料、调味料等。尽量不要选用这类调味品制作菜肴。万不得已使用时，也建议尽可能少用一点儿，并不再加盐或少加盐，否则容易造成钠摄入超标，对血压十分不利。

配料表：水，食用盐，麦芽糊精，白砂糖，植物油，食用香精，洋葱粉，菌菇调味粉*双孢蘑菇、鸡腿菇菇汁、猴头菇粉、牛肝菌菇粉，食用香精，二氧化硅），酵母抽提物，酱油调味粉（酿造酱油、麦芽糊精，食用盐，焦糖色，琥珀酸二钠，5′-呈味核苷酸二钠，L-丙氨酸），大蒜粉，5′-呈味核苷酸二钠，黄原胶，刺槐豆胶，焦糖色
致敏物提示：本产品含有小麦和大豆，该生产设备还加工含有鱼、奶制品、鸡蛋和虾的产品。
* 指产品配料表中菌菇调味粉中的猴头菇粉、牛肝菌菇粉、双孢蘑菇和鸡腿菇粉，
该四种菌菇在产品中总含量不少于0.49%
贮存条件：存储在阴凉干燥处，开封后马上使用。
食用方式：本产品为非即食类复合调味料。
本品不可直接入口，加热后方可食用。

浓汤宝配料表

番茄酱和番茄沙司成分差别很大

总是有人把"番茄酱"和"番茄沙司"等同一物，其实二者只是看起来像而已，本质上还是有很大差别的。

番茄酱是用新鲜番茄制作而成的酱状浓缩制品。它的主要原料是番茄，一般不加糖或其他添加剂，味道就是煮番茄浓缩后的味道，但酱汁经过高温浓缩，吃起来会有一点点的酸味。番茄酱常用于烹调鱼类、肉类等食材，一般不直接食用。

番茄沙司是在番茄酱的基础上，添加油、盐、糖、增味剂、增稠剂、肉汤、香辛料等各种调料混合而成，是一种味道很柔和的调味品，口味有一点点酸甜，直接吃也会觉得比较适口。孩子们喜欢吃的炸薯条，搭配的"番茄酱"其实就是番茄沙司。番茄沙司也经常用于烹制各种菜肴和面点，但宜少不宜多，还要减少其他调味品的使用，尤其是控制盐和糖的用量。

虽然二者很像，甚至有的产品起名字时都叫混了，要分辨清楚最准确的一招就是看配料表。真正的番茄酱配料表上单纯以番茄作为原料，没有额外添加盐、糖，是一款特别值得推荐的调味品，用于烹调，既可以改善口味，帮助开胃，又可以减少盐的摄入。

生活中，不要小瞧这些调味品，我们一日三餐哪一顿也离不开它们，尽管每餐食用量并不多，但日积月累，对我们健康的影响还真是不小。调味品用得好会给我们的生活锦上添花，用不好则会麻烦无穷，有很多的慢性疾病，都和我们的日常调味品使用过量有很大关系。因此，掌握调味品的挑选方法和使用原则，也是健康生活的重要保障！

关键词解析

● 氨基酸态氮

氨基酸态氮是酱油当中的一种物质，可以使酱油的味道更加鲜美可口，含有越多的氨基酸态氮，酱油的味道越醇厚，食用对身体也有很大的好处。氨基酸态氮指的是以氨基酸形式存在的氮元素的含量。

酱油中氨基酸态氮最低含量不得小于0.4克/100毫升。根据氨基酸态氮含量，酱油可分为特级、一级、二级、三级四个等级，其氨基酸态氮含量分别为≥0.8克/100毫升、≥0.7克/100毫升、≥0.55克/100毫升、≥0.4克/100毫升。

关键营养信息

❶ 挑选酱油首选"酿造酱油"，且氨基酸态氮含量越高，酱油品质越高，鲜味越浓。

❷ 推荐选择"减盐酱油""加铁酱油"。

❸ 挑选蚝油看配料表中的蚝汁含量,有蚝汁的更正宗,味道会更鲜美。

❹ 酿造食醋营养价值好于配制食醋。国家标准要求,优质食醋的总酸含量一般在 5% ~ 8%,醋酸含量越高,则酸味越浓醇,醋的品质也越好。

❺ 高质量的酿造果醋不但会注明加工方法,还会注明果汁的含量。

❻ 选择盐只有两个关键点:第一低钠,第二加碘。

❼ 冰糖、白砂糖、绵白糖、红糖、黑糖、黄糖、老冰糖等,虽然名称各异,但其实归根到底仍是糖,其核心成分都是"蔗糖",本质上并无差异。

❽ 与味精相比,鸡精的主要优势在于复合的味道更丰富、浓郁一些,二者在营养和安全方面没什么差别。

❾ 浓汤宝尽可能少用,使用时最好不要加盐或少加盐,否则容易造成钠摄入量超标,对血压不利。

❿ 真正的番茄酱,没有额外添加盐、糖等,是一款特别值得推荐的调味品;而添加糖、盐及其他添加剂的番茄沙司就没那么好了。

FOURTEEN

第

14

讲

加工食品
到底要不要给差评

有这样一个故事，一对夫妇走南闯北地打工，每次晚上加班，单位都会给每人发一桶方便面。夫妻俩舍不得吃，一桶一桶地将方便面攒起来，一共攒了四箱。妻子说等到过年的时候带回乡下给孩子吃，对她来说这就是最美味、最营养的食物了。当时这个故事令我很受触动，我的第一反应是，带什么不好，非得带方便面不可，一点儿营养价值也没有。在我眼里，孩子们平时在老家吃的玉米、花生、山药才是好东西。为什么他们会觉得方便面这种加工食品是好东西呢？

答案是对食物的需求！现在温饱已经不是问题了，人们对食物已经上升到味道、颜值、方便、营养等多元化需求了。比如，我对食物的态度是要有营养，在我眼里方便面可不是什么健康的食物，更不会把它给我的孩子吃；而这对夫妇对食物的需求是美味和稀缺，从他们的角度来看方便面吃起来很香，孩子们又很少见，自然是好的；对上班族来说，方便面做起来方便、省事，正好符合他们对食物的需求。

正是人们对食物有不同的需求，才导致每个人对方便面的态度大相径庭。其实不仅仅是方便面，其他的加工食品也是一样的道理，每个人的需求不同，对营养健康的观念、对加工食品的了解都不一样，这都决定着他对加工食品的态度，决定他会选择怎样的加工食品。

加工食品是趋势也是需要

如果回到几十年前谈论加工食品的好坏，恐怕没有什么意义，毕竟几十年前真正称得上加工食品的食物少之又少，让你随心所欲地选择恐怕也没有几样。但是现在完全不一样了，随着城市化的加速，食品的工业化，以及不断演变的生活方式，加工食品的数量不断增加，人们的饮食模式也发生了翻天覆地的变化，加工食品渗透到我们生活的方方面面。无论是加工食品的数量，还是加工食品的种类，乃至加工程序的繁杂，都是空前的。

无论你喜欢也好，排斥也罢，不可否认的是随着社会的发展和社会分工的精细化，我们的生活已经越来越离不开加工食品了，几乎每个人都会定期去超市购物。所以提到加工食品，我们要探讨的重点应该是如何选择它、使用它，发挥它的特有优势。

有一本书的名字叫《与食物和平相处》，其实与加工食品，又何尝不是如此呢？而我们能否与加工食品和平相处，用好加工食品，则取决于我们自己的健康意识。正所谓意识指导行为！

有的人要满足自己的味蕾，填补口腹的空虚，常买各种零食，离不开加工食品中的垃圾食品，恐怕肥胖也是在所难免；有的人追求的只是方便快捷，那自然就是看到什么抓什么，避免不了要选择更简单省事的加工食品；有的人为了更平衡的饮食，那在选择食物的时候一定会仔细查看，根据需要精挑细选……无论出于什么样的需求，我们都离不开加工食品。

说起加工食品，"加工"这个词，它绝对不是一个贬义词，可以非常客观地说，加工食品是社会进步的产物。食品需要进行处理才能吃，现代食品加工节约了每个人的时间，降低了成本，丰富了食物的供应，加工让我们可以轻易获取许多的食物。

　　比如像牛奶这样的食物，基于安全性考虑不得不加工，它一定是以加工食品的形式出现的，直接挤出来的奶是含有致病菌的，一定得经过杀菌处理才能喝。并且加工会延长牛奶的保质期，这是很大的一个进步，可以说在很长一段时间内，人类在食物界的努力就是不断延长食物的保存期限。

　　除了安全角度的考虑，各种形式的加工技术也大大丰富了食物的品种，比如说酸奶、奶酪，就是将牛奶进行发酵处理，不仅获得了一种新食物，还能避免牛奶中乳糖不耐受的问题，通过这样的加工，反而有利于营养的吸收。

　　另外也有一些经过较少加工程序的食品，可以替忙碌的人节省很多时间，比如现在超市里还有很多预切半成品蔬菜，可以大大缩短主妇们的烹调时间。

　　当然还有很多食物必须经过加工才能更好地发挥作用，比如黄豆虽然可以直接煮熟食用，但最主要的食物形式仍然是加工制品，我们直接吃黄豆的时候很少，常吃的反而是豆腐、豆腐干、豆浆、豆花等豆类加工制品，它们的营养价值和可食用性都比黄豆要好。就连我们最常食用的酱油、大酱，也是经由黄豆发酵而来的。

　　日常生活中数不胜数的食物都需要通过适当的加工过程，来增加食物的可食用性，保证食物的安全及口感。加工食品为我们的生活提供了极大的方便，也让食物更加安全，让食物种类更加丰富，这对于我们的日常生活有很大帮助。加工食品，既是社会发展之大势所趋，又是人们生活之所需！

过度加工食品才是罪魁祸首

有一个不容忽略的事实：适度加工带来营养、美味、方便，但是过度加工带来了不少健康隐患。那些高糖、高盐、高脂肪的食品，从各种膨化食品、蛋糕到含糖饮料，再到高度加工的肉制品都对健康不利。为了延长保质期、提升口感而加入大量食品添加剂，这些在加工过程中的过度添加行为正在摧残加工食品，使之变成容易引发健康问题的"极端加工食品"，也有人称这是"超加工食品"……所以，在我看来，让人拒绝的不应该是"加工"本身，而是与健康相悖的"过度加工"。

过度加工带来的第一个问题就是营养的不平衡。适度合理的加工能延长保质期，提升品质，是非常有必要的。但凡事总有个度，许多的加工食品只是重视口味、口感、外观，根本不关注营养的问题，长期以这种高饱和脂肪、高盐、高糖食品为主，而没有摄取足够的水果、蔬菜及膳食纤维，必然容易出现营养问题。

过度加工也让食物摄入趋于过量，诱发肥胖。能量过剩带来的肥胖，是现代社会的一大健康问题，而加工食品的极大丰富是造成肥胖的重要诱因之一。精细化的加工食品，既方便又好吃，特别容易食用过量，造成能量大大过剩。

打个比方，通常我们一次能吃掉一个苹果，但是两个苹果榨的果汁，很轻松就能喝下去；一碗米饭吃下去饱腹感十足，但同样能量的一包薯片吃下去可能毫无感觉，如此下去肥胖在所难免。肥胖对健康的影响可不仅仅是体重增加这么简单，大量的统计数据表明，高血压、高血脂、高血糖等许多慢性疾病都与此有关。由于饮食不当造成的慢性病，给人们造成了很多的不便和痛苦，每年在这上面都会消耗大量的医疗资源，这给全球的医疗系统带来极大压力。

过度加工会增加食品安全隐患。从食品安全角度来看，虽然国家法规对于加工食品的安全与食品添加剂的使用剂量有严格管制，一般很少出现食品安全及食品添加剂食用过量的问题。不过，对于消费者个体而言，油、盐、糖等各种食品添加剂并不是从一种食品中，而是从多种食品中摄入，种类上范围广，剂量上有叠加，最终很难说得清是否过量，所以说添加剂还是越少越好。

调查发现，农村人均每天摄入10~30种食品添加剂，城市人均每天摄入20~30种食品添加剂，甚至一些加工食品依赖人群一天可能摄入50多种食品添加剂。这些数字你可能觉得太夸张了，那你不妨看看火腿、方便面、蛋黄派这类食品包装上长长的配料表，而里面天然食物的名称一般不会超过5个。还有糖果、甜饮料，主要成分都是糖，食品添加剂的品种和用量通常都很多，营养素密度低，能量又很高，有些产品甚至没有食品添加剂根本就做不出来。

人们常说要吃得营养又安全，但是在色、香、味的诱惑下，营养与安全却成了浮云，人们对色、香、味的追求导致更多食品添加剂的摄入，如此形成恶性循环。

过度加工会对环境造成压力。任何食品加工都会带来能源的消耗、环境的污染，以及大量的人工投入，过度加工的食品，尤其如此。有人做过研究，如果把面条蒸熟了，然后油炸、脱水，最后再用沸水冲泡成为方便面，能源消耗要比直接煮面高3倍。减少对加工食品的过分依赖，不但关乎营养和健康，对保护环境也是有积极意义的。

适度选择是一种科学态度

对于加工食品，我们既想获得加工食品带来的便利，又想兼顾营养健康，就要学会"适度选择"。在适度选择之前，首先要建立健康的理念，理念产生意识，进而才会指导我们的行为。

以我自身的变化为例，在上大学之前，甚至于大学期间，我也会经常吃火腿肠，但是自从我从事营养师职业之后，几乎就再也没有吃过火腿肠了。这不是因为我的口味变了，也不是火腿肠不好吃了，而是我的健康意识发生了变化，火腿肠已经变成了高油、高盐、高添加的代名词，不但没有健康益处，还可能会有致癌的风险。这种意识深深地植根在我的脑海中，即便火腿肠再香气扑鼻，也不会进入到我的食谱了。这种选择不是有意为之，而是在我的学习积累中潜移默化而成的。所以，意识和理念可以在无形当中影响我们对食物选择的取向。

这些注重营养、注重健康的理念，改变的不仅仅是我们自己，还有食品生产者。食品的生产者常常会迎合消费者的喜好，消费者对营养的重视，在某种程度上也会影响加工食品行业的健康走向。

我有一个朋友在企业里做食品研发总监，一次聊天的时候他说，"好吃、美味"与"营养"并不是那么容易兼顾的。他们研发了一款燕麦产品，从产品配方到工艺，基本都是从营养学的角度进行设计的，产品中也几乎没有添加糖和油脂，只是口感稍微有一点点粗。他们本以为会卖得很好，结果却恰恰相反，消费者根本就不买账。很快他们就改变策略，重点改善产品的口味和外观，之后产品非常畅销。

朋友通过多年的从业经验总结道，大多数人的消费观念还需要培养，只有消费意识的提升，才能逐渐影响到消费行为。只有消费者的选择行为，才会改变现在加工食品的现状。如果我们消费者在选择加工食品行业的时候，将营养放在第一位，尽量少盐、少糖、少油，那生产者才有可能做到少添加或无添加。当然，也盼望企业承担起社会责任，能够正确引导消费，而不是一味地迎合消费者。

适度选择需要遵循的四个原则

对待加工食品要适度选择的观念很容易树立，但是每个人的理念、经济状况、生活习惯、个人健康状况等都不尽相同，所以对于适度选择每个人有自己的尺度，适度的标准也不一样，没有统一的标准。

拿我来说，像方便面、火腿肠、辣条、甜饮料、糖果、蛋黄派……这些都是垃圾食品，绝对进不了我和家人的食谱中，而对于有的人来说，方便面似乎还可以接受，总比辣条要好很多。无论如何，在我们每个人的心中，都应该有一杆秤，时刻注意衡量一下，自己对健康的度是什么？对加工食品的度又是什么？同时要把这个度落到实处才真正有意义。关于加工食品的适度选择，我有几个建议，希望你在做选择的时候可以帮助你。

第一，少买加工食品，养成尽量少吃加工食品的习惯。比如，习惯吃未经精细加工的食物，把香肠换成一块自制的酱牛肉；多吃水果，而不是喝果汁；少喝含糖饮料，多喝白开水或者淡茶水；不吃高度加工的零食，不要选择薯片，而是选择一些原味的坚果或者水果做零食；不要选择含糖的即食燕麦，而是用未经加工的燕麦自己煮。慢慢地，这些小小的改变会让你离精深加工的食品远一点儿，离健康也就更近一点儿。

要想养成少吃加工食品的习惯，有一个简单的方法就是回家自己做饭，这不仅是《中国居民膳食指南（2016）》的指导，也是世界卫生组织的倡议。有些比较忙的人，平时没有太多时间去买菜，或者工作日没法花太多时间做饭，不妨在周末或其他空闲时间提前规划一下，如自己包点儿饺子或者包子冻起来，以备不时之需。这样你在忙碌的时候才不至于饥不择食，饿着肚子逛超市，才不会让垃圾食品乘虚而入。

第二，学会筛选，那些明显对健康有害的加工食品，一定不要放到自己的购物车里。那些高油、高盐、高糖等放了很多添加剂的零食，比如各种糖果、加工的肉制品、方便面、各种点心、甜饮料、雪糕、冰激凌等，都是过度加工的垃圾食品，对健康是非常不利的。当然，只是偶尔吃一点儿也未尝不可，但万万不能成为生活中的"常客"。

要做好筛选，就得主动查看食品标签，尤其是与营养成分相关的信息。食品的标签就是加工食品本质的呈现。虽然没有必要把超市中的食品标签都一一查看，但是真的希望你可以花些时间看看自己经常选择的那些食物的成分和营养价值，看看营养成分表里单位能量是多少、含钠量是多少、含糖量是多少、脂肪含量又是多少。记住把那些高油、高盐、高糖的加工食品排除在外，或者从中选一种相对低一点儿的，相对健康一点儿的。不要觉得这样太麻烦，做得多了之后就省事了，到最后你甚至能列出一个清单，哪些是你们喜欢的、适合你们口味的，并且还是相对健康的食物，这样到了超市直接过去拿就好了。

第三，关注那些日常食用量高、食用频率高的核心食物。我们经常吃的，食用量比较大的，就需要认真考虑它是否真的兼具方便与营养。这些高频出现在你购物清单里的食物值得你去重视它，因为摄入量越大，对健康的影响也会越明显。比如酸奶制品，花式酸奶很多，但大多偏甜，选择的时候要格外注意；再比如面包，五花八门，有的可以做主食，有的简直就是"能量炸弹"。这些经常出现在我们食谱中的食物，才是格外需要我们注意的，因为这些食物的选择，将在很大程度上决定我们的健康走向。

此外，没有必要刻意去追求"完全健康"。比如月饼，一年中就中秋节吃几块，稍微甜一点儿也不要太纠结，保持传统就好。汤圆也是一样，不是天天吃，偶尔吃几颗，也不必纠结。总之，适度就好。

第四，在加工食品的食用方法上可以对其进行一定的改良，<mark>提升其营养价值</mark>。比如，早餐不要只吃面包，不妨加个鸡蛋，添点蔬菜，让面包只是充当主食的角色，这样比只吃加工食品要好很多，不会因为吃了太多的面包摄入能量过多导致肥胖，还能做到营养丰富。如此一来，即便同样是加工食品，但是改进吃法之后，仍旧可以在某种程度上获得健康效益。别说是加工食品，就是完全初始形态的食品，对于我们来说也同样应该注意食物搭配。比如，一餐只吃薯条当然是不健康的，但是吃薯条的同时，还吃了一些蔬菜、水果等，整个膳食结构也做到了健康合理，那就不会产生太大的问题。饮食健康的关键，除了食物本身，还有膳食结构是否合理。

随着社会经济的发展，不管你愿不愿意、承不承认，加工食品其实就在我们的身边，我们的生活真的已经离不开它了。加工食品的存在本身就是为了满足人们不同的需求，我们要具备分辨好坏的基本能力，用好、选好加工食品，适度选择来满足自己的营养需求。我们不应该排斥加工食品，而应该建立健康饮食的思想和意识，选择出相对健康的品种。而食物是否健康也不是绝对的，常常是相对的。如含糖酸奶比起无糖酸奶，不那么健康，但却比同样高糖的乳酸饮料更健康。利用营养知识，调整我们的饮食习惯，让加工食品更好地为我们所用才是正理。

关键词解析

● 超加工食品

　　简单地说，超加工食品就是那些在已经加工过的食品基础上再加工的食品，这类食品通常含有五种甚至更多的工业制剂，比如保鲜剂、防腐剂、色素等，并且大多数是高糖、高脂、高热量的食品。超加工食品的典型代表有蛋糕、薯片、糖果、能量棒、方便面，以及可乐等碳酸饮料。

关键营养信息

　　❶ 加工食品越来越多，这是一个客观存在。不同个体食谱中，加工食品的比例差别很大，这取决于个人的需求、健康观念和对加工食品的了解程度。

　　❷ 适度加工带来营养、美味、方便，但是过度加工则带来很多健康隐患。人们应该拒绝的不是"加工"本身，而是与健康相悖的"过度加工""超加工"。学会"适度选择"既能获得加工食品带来的便利，又能兼顾营养健康。

　　❸ 关注你食谱中那些食用量大、食用频率高的加工食品。食物是否健康不是绝对的，而是相对的。

216

FIFTEEN

第

15

讲

家庭健康饮食必备神器

在我们组织的"21个好习惯健康饮食体验营"里，曾经让大家体验过一个好习惯，即"早餐一个水煎蛋"，有一位女士屡试屡败，总是做不出理想的样子。后来发现问题出在锅上，她的锅不光是煎蛋，就算炒菜也总是煳。后来她换了一口不粘锅，果然很快做出了完美的水煎蛋。从事营养科普工作多年，我们有一个很深的体会：接受知识并不难，难的是怎么落实到生活中。有句话叫"工欲善其事，必先利其器"，一些实用的小工具，有的能帮助我们监测身体的健康指标，有的能更好地保障食品安全，有的能提高烹调质量改善食物营养状况，有的能加快烹调速度节约烹调时间……总之，这些小工具能帮助我们更好地践行健康理念，不妨一起来见识一下吧。

体重秤：

建议每个家庭都配备

体重是一个很重要的健康指标，是评估饮食是否合理的最佳手段，是指导饮食调整的风向标，建议每个家庭都准备一个体重秤，定期称量体重。凡是超重或者体重持续增长，就表明饮食的摄入量超过了消耗量；反之，凡是消瘦或者体重持续下降，就说明饮食摄入量不足，能量入不敷出。只有当体重适宜，并且长时间保持稳定，才表明进食量合理，刚好与能量消耗匹配。日常监测体重变化，可不仅仅是胖人的事，普通人也可以用它作为自己饮食状况的反馈。除了饮食因素，很多的疾病都伴随着短期内体重的剧烈变化，所以规律性地称量体重并记录下来，是最基本的健康状况监测。如果是一个体重基本保持稳定的普通人，可以每一两个月称一次体重。如果是减肥或者增重的人，可以一周称一两次，也可以频率更高一点儿。为了使数据准确，称量体重时应注意以下问题。

- 称重时应去除鞋帽和外衣，穿着背心和短裤等轻薄的衣服；
- 比较一段时间内的体重变化时，最好用同一台秤称量体重；
- 每次尽可能同一时间点、同一条件下称量体重，比如晨起排便后进餐前；
- 不要在饱餐或大量饮水后称量体重。

腰围尺：
日常健康监测的必备工具

有句话叫"腰带越长，寿命越短"。衡量健康的标准除了体重还有腰围，甚至腰围可能是比体重更值得重视的指标。男性腰围≥85厘米、女性腰围≥80厘米，这是腰围超标的界限，超过这个数值出现代谢性并发症的风险就会增加。跟体重秤一样，现在也有用于日常健康监测的腰围尺，这种腰围尺在超出界限值的部分都会用红色来标示，提示你该管理腰围了，这对于预防"三高"非常有好处。建议每个家庭都备一个腰围尺，养成定期量腰围的好习惯。世界卫生组织推荐的测量方法是：被测者站立，双脚分开25厘米～30厘米，体重均匀分配，将腰围尺经脐上0.5厘米～1厘米处水平绕一周，肥胖者选腰部最粗的地方水平绕一周测腰围。

血糖仪、血压计：
老人及慢性病患者必备的家庭医疗器械

如果家中有高龄老人或者高血压、高血糖这些慢性病患者，要准备一台家用的血糖仪和血压计，以便日常监测。血压或者血糖异常的人，在做到稳定控制之前，应该每天都测量一下，等情况基本稳定了，才可以慢慢放低监测频率。现在的小型家庭医疗器械都很智能，小巧便携，操作也很方便。在测量的时候，建议把测量时间固定下来，这样有利于避开其他因素的干扰，能更好地把握血糖或者血压的变化趋势。测量血糖的时间有两个，一个是餐前，一个是餐后两小时，尤其是餐后血糖，通过这个数值的高低，还能间接地指导你的饮食。血压可以根据自己的情况，选取一个比较固定的时间测量，比如都是上午9点，或者下午2点。这样具有规律性的长期监测，对慢性病患者病情的控制非常有帮助，就医复查的时候，日常监测数据具有很重要的参考价值。

食物秤：
健康饮食的标配

健康监测工具可以帮助我们了解身体的相关指标，而厨房里有一些烹调工具会让你在做饭时更加游刃有余。对需要控制食物摄入的减肥者、高血糖人群，或者刚刚开始体验精确控制食物摄入的人来说，厨房里的食物秤可就是标配了。市面上有各种型号的食物秤，我们可以很方便地购买到。用食物秤称量日常食物的重量，包括做饭之前的生重和做熟之后的熟重，就能对自己所吃食物的数量达到精确控制了。刚开始的时候你可能会觉得用起来很烦琐，但使用一段时间后，凭借经验就能对食物数量做出准确的估计，一把菜、一块肉，一打眼就能估计个八九不离十，这时候食物秤基本就可以"退休"了。

用定量盐勺控盐
是防治高血压的根本

　　我国是高血压疾病的高发地区，这跟人们的盐摄入量过高不无关系。《中国居民膳食指南（2016）》推荐每人每天盐的摄入量是6克，可实际上盐的摄入量能达到10多克。造成这一状况的原因，除了缺少控盐的理念之外，还跟我们粗放的用盐方式有关系。人们做菜用盐的时候都是习惯性地随便抓一把，就连厨师在中式菜肴配方里对于盐的用量都是用"少许""适量"这样模糊的概念。定量盐勺，就是控制食盐摄入量的有效方法。一般常见的家用定量盐勺的规格是2克，一勺盐就是2克，全天不超过3勺盐。在做菜之前先看就餐人数，每人每餐1勺盐，本餐一共可以用多少食盐就心中有数了。很多人炒菜习惯放酱油，这里就要提醒一下，酱油里的盐也是包含在这6克之内的，所以用了酱油就要适量减少盐的用量。定量用盐，才能有效控制。坚持使用一段时间后，你会发现自己的口味改变了，"口重"就变得"口轻"了。

带刻度的小油壶：
有效的控油工具

　　厨房里烹调用油的习惯跟用盐差不多，都是估摸着来，再加上"油多不坏菜"的理念，很多人烹调的用油量是比较大的，远超过膳食指南推荐的每天30克。要做到 烹调油定量控制 ，带刻度的小油壶就是非常好的工具。它既可以用于控制烹调油的使用量，又可以用来混合不同种类的植物油，从而实现食用油多样化。跟用盐一样，每顿饭按用餐人数计划用油量。现在还有一种带喷嘴的喷油壶，每次轻轻一按，就可以均匀地将少量的油喷在锅里；还有控油刷，可以用刷子蘸取少量油，刷在锅底，这些都可以有效控制油脂的使用量。

对于一个"新手"来说，食物秤、定量盐勺、带刻度的油壶都是非常有效的定量控制工具，使用它们是为了获得掌握有关食物和调味品数量的感性经验。磨刀不误砍柴工，经过一段时间后，你会收获非常宝贵的定量经验，就完全可以不再依赖这些工具也能很好地把握用量。食物秤、定量盐勺、带刻度的油壶，都是同样的道理。

管理体重，
必备一口"不粘锅"

做饭最离不开的工具，莫过于一口好锅！我给大家推荐的所谓"好"锅，不是日本生铁锅，也不是所谓的名牌锅，而是不粘锅。像本讲开头那位女士遇到的煎蛋、炒菜总是容易煳锅的问题，不粘锅是最适合解决这个麻烦的。我家里有两口不粘锅，一口炒菜锅、一口煎锅，炒菜、煎饼、煎蛋，用起来非常方便。不粘锅解决的煳锅问题，是"减油"导致的煳锅问题的最佳解决方案。需要管理体重的人，我都会建议他买一口不粘锅，配一个喷油壶，就很容易把烹调油用量减下来了，从而取得显著的减重效果。有人会担心不粘锅涂层的安全性，其实不粘锅涂层的材料无毒、耐高温，在正常的炒菜温度下很稳定。不粘锅怕的是干烧和磕碰，所以不粘锅要配木头或者硅胶的铲子，洗锅的时候也不要用钢丝球，用百洁布或者海绵擦就可以了。

使用高压锅：
省时又省油

建议家家都备一口高压锅，它最显著的特点就是煮得更烂！家里有老人和小孩，尤其需要有一口高压锅。它会让肉和菜更软烂，更容易咀嚼，不仅如此，用高压锅烹调还能节约时间和能源，拿炖红烧肉来做例子，用高压锅顶多半小时，如果想要达到相同的口感，而用普通的锅至少也得1个多小时。同样是做酱牛肉，高压锅能比"小火慢炖"节省5倍以上的时间。用高压锅来炖菜几乎不用额外添加食用油，能显著减少食用油用量。现在的高压锅越来越智能，功能也越来越全面，按照功能按键操作十分简单，还可以事先预约，简直是太方便了。

蒸锅:
实现主食粗杂粮化的完美工具

　　蒸锅是轻松实现主食粗杂粮化的完美工具,可以用来蒸馒头、蒸饺子、蒸包子等。自己在家蒸的馒头,可以按照自己的喜好,加入全麦粉、玉米粉,或者豆粉等,轻松达到膳食指南推荐的粗杂粮摄入量。饺子、包子,这些带馅儿的面食是一种有利于均衡膳食的食物,可以把碳水化合物、蛋白质和蔬菜的比例更精准地配置。蒸锅还能用来蒸鱼、蒸菜、蒸鸡蛋羹,蒸这种烹调方式,也是一种很健康的烹调方式,这样做的菜可以放更少的油,有利于我们控制油脂的摄入量。更重要的还是对烹调温度的控制,炒菜的温度通常在120℃～150℃,甚至更高,而蒸的话通常100℃就可以了,这有利于减少食物中营养素的流失。另外,在做蒸菜时选用的食材往往比较新鲜,也会从侧面敦促我们常吃新鲜食材。

豆浆机:
增加大豆摄入量的有效工具

　　我们家使用频率最高的一款厨房电器是豆浆机。黄豆是唯一的优质植物蛋白质来源,不仅有助于增加植物性食物,减少动物性食物，还能促进节能减排、实现持续性食物供给。而在家自备一款豆浆机，自制豆浆是增加大豆摄入量的有效手段。《中国居民膳食指南（2016）》也在推荐增加豆制品摄入量，但从食用总量上来看，每个家庭都不是太理想。作为在家制作的唯一豆制品，豆浆是提高豆制品摄入总量的有效办法，自制的豆浆，质量更放心，尤其是可以更好地控制糖的摄入量。早上喝不完的豆浆，还可以用来替代水蒸米饭。豆浆机不仅可以做豆浆，还可以做米糊，用多种粗杂粮搭配能做出多种营养米糊，完美解决了杂粮粗糙的口感，轻松实现主食粗杂粮化。现在的豆浆机破碎效果也在不断升级，有的已经实现了不弃渣，这样的豆浆、米糊保留了膳食纤维，营养更丰富。豆浆机都有预约功能，晚上放好材料，早晨起床就有豆浆喝，既方便省时又营养丰富。

微波炉：
受热时间短有利于营养保留

微波炉是一款常见的厨房电器，使用快捷方便，加热食物只需2～3分钟就可以搞定，吃饭的途中要是觉得饭菜凉了，用微波炉加热一下就好，既省时又省事。除了热东西，微波炉也可以用来做饭，如蒸米饭、蒸玉米、蒸鸡蛋羹、清蒸鱼，既快捷又高效，更关键的是用油少。我在家里经常用微波炉煮玉米，把玉米根部切除，保留一层外皮，稍微冲一下凉水，然后直接放入微波炉高火热3分钟，翻个面再高火热2分钟，再等1分钟拿出来就可以了。微波炉加热食物还有一个非常大的优势，就是能较大程度地保留食物中的营养。微波加热的方式，受热时间更短，食材中的维生素、类黄酮和植物化学物质损失小，所以营养能最大化地保留。从这方面来说，大家不妨多尝试使用微波炉烹调。

密封罐或密封盒：
食物不受潮、降低食物生虫率

　　密封罐或密封盒也是居家常用的一种储存工具。密封防潮是密封罐最基本的功能，把各种杂粮、豆子、大米装在密封罐里，不必担心受潮，还可以降低生虫的概率。

　　我们家厨房就有很多各种各样的密封罐，除了装米，还有些透明的玻璃密封罐，用来装盐、糖、八角、花椒、干辣椒等调味品，基本也不用担心受潮的问题。还有一些是用来装一次吃不完的小零食的，像坚果、小饼干等，非常实用。不仅如此，密封盒还可以用来装剩菜，放在冰箱和冰柜里，不但可以减少串味，还能有效地利用空间。

　　有一些密封罐设计非常贴心，罐身带有小黑板"装备"，可以用记号笔在上面标记罐子里存储的不同食材和日期，这样既方便寻找，又能保持外观的美感，一举多得。

垃圾桶的选择有讲究

　　垃圾桶，每个家庭都有，却是最不受重视、最容易凑合的。在厨房垃圾桶的选择上，建议选择一个脚踏翻盖式的垃圾桶，盖式垃圾桶可以掩盖气味和污染物，脚踏开盖不容易污染手部，是最卫生、合理的垃圾桶。厨房的垃圾桶要及时清理，若不及时清理，不仅味道难闻，更容易滋生细菌。回想一下你家的厨房，有没有因为清理不及时而出现难闻的气味？垃圾桶还要定期清洗，保证厨房卫生。如果有条件，最好将厨房垃圾做好分类，经过简单处理，厨余垃圾就可以变成对环境和农作物有益的有机肥。现在很多城市都已经开始推行垃圾分类，你家的厨房垃圾桶升级了吗？

　　营养健康的落地，最终都要从一口锅、一个盐勺、一把油壶、一个垃圾桶等小事做起，优化细节，解决生活中的实际问题。我跟大家分享的这些小工具，可以帮助我们更好地践行健康的生活理念，更方便、更轻松地把握健康，把握生活，这也是对自己和家人健康负责的态度。

关键词解析

● 生重

食物未经过烹调之前称取的重量。比如生的大米100克，这100克就是生重。一般在食谱编制中，都以生重为计量单位。因为食物在做熟之后，受到烹调方式、成熟度、吸收水分等因素的影响，重量十分不稳定。在食物营养成分表中，每100克食物中所含的各种营养素都是指食物的"生重"。

● 熟重

食物经过烹调加工熟化之后的重量。比如蒸熟的米饭的重量就是熟重。

关键营养信息

❶ 体重是一个很重要的健康指标，是评估饮食是否合理的最佳手段，是指导饮食调整的风向标，建议每个家庭都准备一个体重秤，定期称量体重。

❷ "腰带越长，寿命越短"，腰围是比体重更值得重视的衡量健康的指标。

❸ 长期监测血压和血糖是治疗的需要。就医复查时，日常监测数据具有很重要的参考价值。

❹ 对需要控制食物摄入量的减肥者、高血糖人群，厨房里的食物秤应该是标配。

❺ 对于一个"新手"来说，食物秤、定量盐勺、带刻度的油壶是非常有效的定量控制工具。

❻ 在家自备一款豆浆机，自制豆浆是增加大豆摄入量的有效手段。

❼ 微波炉加热食物有一个非常大的优势，就是能保留更多的营养素。

SIXTEEN

第

16

讲

提升生活品质的
营养好习惯

2019年初，我们曾通过"21个好习惯健康饮食体验营"活动，带领上万人采用社群畅聊的方式普及健康饮食的理念，教大家将营养理念落地实施，陪伴大家一起实践和体验健康饮食的好习惯。这个活动收到了非常好的效果，通过培养好习惯，解决了很多人的健康问题。有一位来自北京的体验者跟我们说，让他最受益的是自己的血糖控制得更好了。营养健康不能仅停留在意识层面，还需要我们在行动上做出改变，让良好的生活方式变成习惯，才能在生活中持续发挥作用。本讲我们将分享一些经验，帮助大家把理念落地，改善自己的健康。

每天回家吃饭，
享受亲情

"回家吃饭，享受亲情！"《中国居民膳食指南（2016）》特别提出"回家吃饭是一种幸福"。在家里吃饭可以自己挑选食物，自己动手制作食物，可以更好地认识和了解食物，增添许多生活乐趣；在家烹调食物，更容易选择新鲜食材，更容易实现食物多样化，更有利于控制油、盐的使用量，实现低油、低盐的目标。

在家做饭，倾注了对家人的情感。作为子女，在饭桌上陪伴老人，可以直观地观察老人的食欲和食量，了解老人近期的健康状况；作为父母，和孩子一起进餐可以了解孩子对食物的喜恶，对味道的习惯，以便调整菜谱、烹饪方法，或及时纠正孩子不良的饮食习惯，引导孩子养成健康的饮食习惯，保证摄入充足的营养。这些健康理念和习惯，也会变成财富，一代代地传承下去。回家吃饭，减少外出就餐，少点一些外卖，也是避免食物浪费和保证饮食卫生的重要措施。

均衡膳食，倒序进餐，
有助于控制血糖

日常饮食要注意各类食物的比例，避免过于单一。许多人有

233

大量吃主食的习惯，一餐中碳水化合物越多，则餐后血糖水平升得越高，比如，吃2个馒头就比吃1个馒头有更高的餐后血糖。除了主食，甜点、甜饮料等也都含有大量的碳水化合物，能使血糖快速地升高，因此不要在一餐之内大量食用这些食物，应均匀地分配至一日三餐中，这样更有利于控制血糖。同样是主食，精米白面的升血糖速度比粗杂粮更快，提高粗杂粮在主食中的比例，也对控制血糖有好处。

很多人重视食物的种类、数量，却不懂得先吃什么后吃什么对饮食健康的影响，殊不知，吃饭时的进餐顺序对餐后血糖也有很大的影响。在我们"21个好习惯健康饮食体验营"里，有个好习惯叫作"倒序进餐"。之所以叫倒序进餐，是因为它不同于人们普遍习惯的进餐顺序。大部分人吃饭的顺序都是端起饭碗，先吃主食，然后再吃菜。倒序进餐，是先吃蔬菜，再吃蛋白质食物，最后吃主食，这样进餐后血糖水平会更低。这也是中国营养学会发布《中国糖尿病膳食指南（2017）》中所建议的进餐顺序。许多人因为调整了进餐的顺序而改善了血糖状况，甚至还有效管理了体重。

总体来说，"进餐方式"包含进餐的顺序，每餐摄入食物的种类、数量和比例。在一餐当中，注意进餐的顺序，先吃一点儿蔬菜和肉类，再搭配一些血糖生成指数稍低的粗杂粮作为主食，这样不仅更有利于控制血糖，还更有益于保持适宜的体重和身体健康。

充足睡眠，
保证精力充沛

　　跟吃饭一样，睡眠是生活中非常重要的一部分，睡眠时间短，可能增加将来发生肥胖等多种疾病的风险，而充足的睡眠可以确保你精力充沛，更有利于身体健康。美国睡眠医学学会建议，在不同年龄都要达到一定的睡眠时间，有利于在生命的每个阶段达到最佳健康状态！建议每天睡眠时间新生儿为14～17小时，学龄前儿童为10～13小时，小学生为9～11小时，初中生为9～10小时，高中生为8～10小时，成年人为7～9小时。然而，大多数人都没有获得充足的睡眠，许多成年人每晚的睡眠时间只有6小时，甚至更少，只有1/3的在校学生在学校平均每晚能睡8小时。为了获得充足而规律的睡眠，不妨根据你自己的实际情况做一些调整。

　　保持规律的夜间生活习惯。每天大约在同一时间睡觉或起床，甚至周末也一样。这样会让你的大脑和身体习惯于这种规律的生活方式，随着时间的推移，逐渐养成习惯。

　　睡前不要吃太多，不吃油腻的食物。不要在晚上，尤其是临睡前，吃大量的食物或者太多肉类，它们会让你的消化系统超载，从而影响你的睡眠。睡前可以稍微吃一点儿谷物零食，热牛奶也是不错的选择。

　　睡前远离酒精和咖啡因。酒精最开始会让你感到昏昏欲睡，但是要小心，之后它就会让你一整夜都保持清醒。睡前尽量减少咖啡因的摄入，除咖啡外，还要当心一些含有咖啡因的食物和药物，比如巧克力及一些止痛药、感冒药。尤其是对咖啡因敏感的人，从下午开始就要注意减少咖啡因的摄入。

拒绝烟草。尼古丁和咖啡因一样，是一种兴奋剂，让你难以入眠，让失眠的情况更糟，因此睡前更要远离香烟。

谨慎使用安眠药。一些安眠药物会让人成瘾，而且还有其他副作用，不要随便服用。另外，安眠药只是一种短期的解决方案，它并不能从根本上解决失眠问题。

此外，环境也是决定你睡眠状况的关键因素，创造一个放松、舒适的睡眠环境也是很重要的。

每天 6000 步，
快走更健康

如果每日平均步数低于5000步，那你就属于"久坐"一族了，而"久坐不动"的危害很大。每天6000步，快步走更健康，吃动平衡，这是《中国居民膳食指南（2016）》的核心推荐。走路是最简单的运动方式，它可以随时随地展开，不需要特殊场地，只要你想做，几乎人人都能做到。

《中国居民膳食指南（2016）》推荐的每日6000步是指"主动"的身体活动，也就是特意去走6000步才行，不包括日间无意的、零碎的、短暂的步数。这些无意的步数每天在3000步左右，如此算来每天走的总步数应该达到10000步。这6000步可以分几次完成，上班路上走、午休时间走、晚饭之后走，你可以在公园走、在健身房走、在家里走，也可以在小区内走，每次连续走超过10分钟，每天累计超过60分钟，合计就能超过6000步。现在的手机都有计步功能，我们可以随时随地查看步数，方便自我监督。

只要适量运动，都会对健康有益。除了日常走6000步，还有很多其他的运动，如力量运动、瑜伽、平板支撑、舞蹈等，甚至骑自行车上下班，都是不错的运动方式。

总而言之，动则有益，应有意识地让自己动起来，随时随地、因地制宜地开展身体活动。坚持有规律的运动，不仅会对自身的耐力和体能有所提升，还能舒缓压力，改善睡眠，对自身健康充满信心。

减少屏幕使用时间，
可有效解决运动不足和睡眠问题

现代人手机不离身，许多人每天"钻"进手机里不能自拔，并由此逐渐衍生出一个新的名词"屏幕时间"。正确管理"屏幕时间"，应该成为每个现代人的必修课！

相关数据显示，有大约23%的成年人和80%的青少年日常体育锻炼严重不足。而导致这一状况的重要原因之一就是人们花在手机上的时间过长，比如，你早晨打算去锻炼身体，但当你打开手机便会牢牢被它吸引，锻炼就被你抛诸脑后了；当你边用餐边用手机"刷剧"的时候，往往看着看着饭就吃多了；当你想睡前玩一会儿手机的时候，不知不觉就到深夜了……成年人尚且如此，何况孩子呢？科技产品本是辅助人们改善生活的手段，但也让人沉迷其中不能自拔。面对电子设备，如何扬长避短，才是我们更应该认真思考的问题。

　　我曾经认真地监测过自己的"屏幕时间"，发现每天竟长达11小时。过多的"屏幕时间"会导致严重的运动量不足和睡眠问题，于是我采取了一些必要的措施，比如除了工作需要，否则不用手机和电脑；在卧室不摆放电视机或有显示屏的电子设备；带孩子到户外玩或在家做一些体育运动；饭桌上不使用电子产品，等等。成年人是否对"屏幕时间"进行管理，会直接影响孩子对电子产品的态度，所以和孩子在一起的时候，少使用电子产品，专心地投入到与孩子的互动中，如此言传身教才能有效带动孩子减少屏幕时间。

　　少量的"屏幕时间"可以减轻压力，是一种积极健康的放松方式，否则就是过犹不及。刷屏少一点儿，健康多一点儿，如果将过多的"屏幕时间"用于体育锻炼或者陪伴家人，不仅可以提高我们的身体素质，还会增进家人之间的情感，或许会带来一个全新的生活状态。

定期体检，
了解自己的健康状况

　　许多人觉得自己的身体自己了解，往往很多年都不去体检，甚至已经患上高血压、高血糖了都不知道。无论身体如何，定期体检，了解自己的健康状况，是每个人都应该养成的好习惯。疾病从发生早期改变，到出现临床症状被最终确诊，都要经历一个比较长的过程。在此期间，如果能及早发现，进行有针对性的干预，就有可能成功地延缓、阻断，甚至逆转疾病的发生和发展进程。早发现、早干预，这是预防和对抗疾病的制胜法宝。通过定期体检可以及早发现潜在的疾病，比如糖尿病、脂肪肝、高尿酸血症、肿瘤等，还可以加深对自我身体状况的了解，尽早采取干预措施，消除产生疾病的危险因素。

　　无论是慢性病患者，还是身体健康的人，都应该定期进行健康体检。年龄在50岁以上，并有高血压、糖尿病、高血脂等慢性疾病者，最好每半年全面体检一次；年龄在40～60岁，身体健康，没有高血压、糖尿病、高血脂等慢性疾病者，可每年全面体检一次；年龄在20～39岁，身体健康的人，一般至少每两年进行一次全面的健康体检。除常规健康体检项目外，女性的妇科普查项目，如乳腺检查、子宫及宫颈防癌检查至少每年应该进行一次。对检查中发现的健康问题，应及时就医，进行有针对性的干预和治疗。

重视与身体健康息息相关的
口腔检查

定期检查口腔，这可不是儿童的专利，任何年龄阶段的人都应该养成定期检查口腔的习惯。"三减三健"行动中有"一健"就是"健康口腔"。口腔健康和身体健康密切相关，维护身体健康应该从维护口腔健康开始。所谓定期口腔检查，可不是发生牙痛或者牙周疾病的时候才去医院就诊，而是在没有发现口腔疾病或者未感觉到相关口腔疾病症状的情况下主动接受口腔检查。在我国，口腔疾病患者就治率仅为10%，大多数人都是等到牙齿出现问题才去就医，尤其是很多老年人因为未及时解决牙齿问题而影响了健康状况。建议全家人，从老到小都应该养成定期检查口腔的习惯。早期发现口腔疾病，不仅能节省开支，还能改善个人的生活质量。国家卫生健康委员会办公厅发布的"三减三健"《关于印发健康口腔行动方案》的通知，就是提醒大家要有预防的意识，关注口腔健康。如果你之前没有关注过口腔问题，那不妨从现在开始定期检查，任何时候开始进行口腔健康管理都不晚。预防、早期发现和及时治疗是保证健康口腔的关键。

定期检查口腔的频率需要随着年龄的不同而有所差异。建议儿童每半年查一次，并且儿童第一次口腔健康检查应在第一颗乳牙萌出后6个月内，1岁以后应每半年进行一次常规的口腔健康检查；准备怀孕的女性应先检查后受孕，女性在计划怀孕时就应主动接受口腔健康检查，及时发现并处理口腔疾病或隐患，不要带着口腔疾病怀孕；孕妇的口腔健康不仅关系到孕妇自身的健康，还与胎儿的生长发育息息相关，妊娠期口腔疾病产生的疼痛和不适，轻者会影响孕妇进食，导致营养失衡，重者口腔炎症会扩散全身波及胎儿，增加胎儿早产或者流产的风险，甚至导致胎儿畸形；老年人由于口腔生理的特殊性，口腔疾病发展变化速度快，最好半年检查一次，至少也应1年检查一次，以便及早发现问题，及时治疗处理；普通的成年人，每年要进行一次口腔检查。

　　除了定期检查，还要保持良好的口腔卫生习惯。包括每天刷牙两次，每次三分钟；采取其他辅助措施，如使用牙线、漱口液等；少吃甜食、不喝甜饮料等。说到此，想起一句网络流行语：健康千万条，口腔第一条；护牙不规范，牙疼两行泪！

　　不要小看这些看起来简单的生活习惯，认真地对待它们，将它们慢慢地落实到生活中去，这不仅能让理论知识充分落地，还是提升我们家庭生活品质，为家人寻找到健康的捷径。

关键词解析

●力量运动

　　力量运动也叫负重练习、阻力练习，人们通常认为这是针对塑造体形的运动方式，其实它对整体的健康状况，比如增加力量，提升柔韧性和平衡力，改善情绪更好地应对压力，保护心脏健康，提高注意力，看起来更年轻等，都有着非常积极的作用和影响。

● 久坐

常见的久坐行为包括坐姿、斜靠或卧姿时的"屏幕时间"活动，如看电视，使用计算机、平板电脑、手机等，处于坐姿时阅读、画画、做功课；学校里的坐姿、乘坐交通工具时的坐姿等。

● 屏幕时间

"屏幕时间"主要指使用电脑、看电视、玩电子游戏的时间。"屏幕时间"的增加是引起肥胖的主要因素之一。

关键营养信息

❶ 在家自己挑选食材，动手制作食物，可以更好地认识和了解食物，增添许多生活乐趣。

❷ 注意进餐的顺序，先吃一点蔬菜和肉类，再搭配一些主食。主食多选血糖生成指数（GI）稍低的粗杂粮，不仅有利于控制血糖，还有益于保持适宜的体重和身体健康。

❸不同年龄段都要达到一定的睡眠时间，少熬夜，更健康。

❹走路是最简单的运动方式，它可以随时随地展开，不需要特殊场地，只要你想做，几乎人人都能做到。

❺如何管理自己的"屏幕时间"，是每个现代人的必修课！

❻定期体检能及早发现潜在的疾病，并加深对自我身体状况的了解和评估，尽早采取干预措施，消除产生疾病的危险因素。

❼定期检查口腔，这可不是儿童的专利，任何年龄阶段的人都应该养成定期检查口腔的习惯。

SEVENTEEN

第

17

讲

该不该吃营养补充剂

我在做营养咨询的时候，经常遇到这样的问题："你们营养师吃什么样的补充剂？该不该吃补充剂？到底要吃多少才合适？某某补充剂值不值得买？哪个牌子的补充剂好？"就连我们小区的宝妈也曾拿着一款儿童钙剂来向我咨询："这款钙剂能给孩子吃吗？听说孩子小时候多补钙长得高，但是也有人说钙补多了会造成孩子骨骼钙化，好纠结！"从这些问题和纠结中，我听出了问题的根源：他们根本不了解补充剂，更不用说使用策略了。

补充剂使用策略

　　补充剂的使用策略，需要结合个人的需求、饮食和身体状况来制订，怎么吃、吃什么样的，是很个性化的问题，比如，婴幼儿、青少年正处于生长发育的高峰期，应关注营养的全面和均衡，尤其要关注跟生长发育密切相关的维生素A、维生素D、铁、钙、蛋白质等营养素；孕妇要格外关注叶酸、铁、钙、碘、DHA及蛋白质，对于这些重要的营养素，不仅要通过饮食加强，还要额外使用营养补充剂，以确保万无一失；老年人需要重点关注与骨骼健康关系密切的维生素D和钙，以及优质蛋白质。只有充分了解自己的需求特点，再结合自己的饮食状况，才能正确使用营养补充剂，做到缺什么补什么，缺多少补多少，给自己的健康锦上添花。

　　选择营养补充剂要端正态度，不要盲目夸大其效果，也不要全盘排斥。补充剂对健康的作用是值得肯定的，正确服用营养补充剂，可以弥补膳食不足，促进身体健康，尤其是对儿童、孕妇、老年人、病人等特殊人群更有意义。但这并不意味着我们所有人都应该去吃补充剂，也不意味着只要吃补充剂就可以不注意饮食，全靠补充剂解决所有的营养问题。这样我们才能给补充剂一个客观的定位，它是对膳食营养的合理补充，即我们要在好好吃饭的前提下，如有不足再用补充剂补足，或者有特殊需要就用补充剂加强。生活中有几种比较重要的营养补充剂，对不同人群有着非常重要的意义，值得我们重点关注。

维生素 D：
有助于骨骼健康

　　维生素D能促进钙吸收，有助于骨骼健康，是一种非常重要的维生素。同时，它也是各个年龄段都容易缺乏的营养素，人群普遍缺乏率高达90%以上，尤其是孩子和老人。人体通过晒太阳就可以自身合成维生素D，但是现代人难以保证充足的户外活动时间，外出又会采用一些防晒措施，因此仅仅靠晒太阳不足以提供足够的维生素D，再加上大部分天然食物里维生素D含量都很低，这导致维生素D成为缺乏人群比例最高的一种维生素。

　　通过检测血清中25－羟维生素D_3的浓度，就可以准确判断是否缺乏维生素D。普通人血清25－羟维生素D_3含量低于25纳摩尔/升，婴儿和儿童低于50纳摩尔/升，就可以被认定为维生素D缺乏，需要补充较大剂量的维生素D，具体补充剂量需要咨询专业医生并在医生指导下使用。

　　对于大多数人来说，不管每天晒太阳的情况如何，都建议额外服用维生素D补充剂，而不必担心维生素D补充过量的问题。因为我们的肝脏可以储存过量的维生素D，正常情况下普通人每天补充400IU，是一个非常适宜的剂量，不会发生维生素D中毒。而对于一些特殊人群来说，更建议额外使用补充剂，纯母乳喂养的婴儿，自出生之后两周就应该每天补充400IU的维生素D；孕妇、乳母每天至少补充400IU；早产儿、双胎儿、多胎儿以及60岁以上的老人，每天补充800IU；对于每周做不到150分钟户外日晒的成年人，也最好每日服用400IU。

维生素D补充剂的形式有很多，有滴剂、胶囊、药丸，选择的时候要注意单个产品的剂量，如果是每粒400IU的补充剂，可以每天服用1粒。还有一些OTC类产品及进口产品，每粒剂量是2000IU，这种高剂量的维生素D补充剂，可以根据日均需要量，每周服用一次就可以了，方便又省事。

蛋白粉：
适合蛋白质需求量大的人群

蛋白粉在生活中越来越常见，不管是普通人还是临床上的病人，越来越多的人选择用蛋白粉来补充蛋白质。其实食物中并不缺少优质蛋白，鱼、肉、蛋、奶、豆类都是富含优质蛋白的食物，正常人多吃一些这样的食物，完全可以获取足够的蛋白质。但对蛋白质需求量比较大，仅靠饮食又无法获取足够蛋白质的人，吃蛋白粉是一个非常方便有效的途径。常见的蛋白粉有两种，一种是乳清蛋白粉，一种是大豆蛋白粉，从营养和吸收角度来说，乳清蛋白粉的效果更好。

对于胃肠道功能较弱的老年人、胃病患者，难以从日常饮食中获取充足的蛋白质，就可以通过蛋白粉来弥补蛋白质摄入不足的问题。正常老年人每天需要60克～70克蛋白质，可以先对其日常饮食进行评估，假如三餐中的肉蛋奶只提供了一半左右的蛋白质，那另外一半就可以在加餐、早餐、临睡前进行补充。蛋白粉可以直接用温水冲服，也可以放入米糊、粥、牛奶、奶粉，以及营养粉里调匀后服用，非常方便。创伤，烧伤，肿瘤放疗或化疗，消耗性、感染性重症或者大手术的患者，增加蛋白质摄入更有利于身体恢复，一些临床营养指南建议每天应该达到100克蛋白质的供给，这需要有意识地多吃鸡蛋、瘦肉、鱼虾等才行。但此类人群往往无法实现正常饮食，那么除了日常尽可能多吃高蛋白的食物之外，完全可以用蛋白粉予以补充。因此，家中有刚做过手术的病人或探望术后患者，建议给他们带一款乳清蛋白粉。

健身增肌的人需要大量的力量训练，配合高蛋白饮食，更有利于获得增肌效果。鉴于富含蛋白质的食物往往也含有大量的脂肪，这就给健身人群的食物搭配增加了难度。既想获得足量蛋白质，又不想摄入过多脂肪和碳水化合物，那么在普通饮食的基础上适量补充蛋白粉，就是一个不错的选择。补充剂量一般建议每天10克～20克即可。

对于其他的大部分常人来说，即便是婴幼儿，也完全可以通过食物摄入来满足蛋白质的需求，没有必要额外补充蛋白粉。在此特别提醒肾功能不全的患者，一定不能自己随意补充蛋白粉，要在专业人士的指导下搭配蛋白质的总摄入量使用。

益生菌不能替代药物治疗

现在的保健品市场中"益生菌"是一种非常火爆的产品。2019年5月中国营养学会发布的《益生菌与健康专家共识》报告中指出，益生菌的主要作用包括维持和改善健康，以及降低某些疾病风险。益生菌定植于肠道，有助于抑制潜在的病原菌、增强肠道屏障功能、抑制炎症及调节免疫反应等，尤其是一些特殊人群，更需要关注肠道内菌群健康。

随着年龄的增长，老年人体内菌群开始出现失调，有益菌的数量在衰减，而致病菌的数量开始增加，经常补充益生菌有助于使肠道保持"年轻"状态。

对于儿童来说，益生菌可以改善婴幼儿湿疹，预防或治疗过敏性疾病、功能性便秘、乳糖不耐受、腹泻，预防反复呼吸道感染等多种情况。儿童使用益生菌应遵医嘱，选择适合的益生菌产品。3岁以下的婴幼儿要选用国家规定范围内的菌株产品，不可滥用。

对于经常出差的人来说，可能会发生"水土不服"的现象，这时肠道菌群处于一种受扰乱的状态，适当补充益生菌，可以抵御或者改善这种状态。

使用抗生素的人，肠道内的有益菌会被抗生素杀死，从而使肠道里原来的菌群平衡遭到破坏，在服用抗生素期间服用益生菌，可以保护肠道内的菌群。

直接服用益生菌是改善肠道菌群失衡最直接的办法。市场上有很多益生菌产品，但现在的益生菌市场鱼龙混杂，选购产品时要仔细甄别，依据资质、菌株、活菌数、市场口碑等方面进行比较。另外，服用益生菌时不要盲目夸大其使用效果，除非有专业医生的建议，否则益生菌不能替代药物治疗。

对于益生菌的服用还有一点要提醒大家，较高的温度会让益生菌失去活性，所以益生菌只能用温水冲服。服用益生菌的最佳时间是餐后，也可以随餐服用。

钙片：
膳食钙的摄入量达到推荐值则不必服用

钙对骨骼健康的作用广为人知，补钙的观念也深入人心，从刚出生的婴儿到耄耋老人，无论饮食状况如何，大家仿佛都觉得需要补钙。事实上如果饮食均衡搭配合理，通过食物完全可以摄入足够的钙。奶类、大豆制品和绿叶蔬菜是钙的主要食物来源，按照《中国居民膳食指南（2016）》推荐，每天喝300毫升牛奶，吃200克豆腐或相当的豆制品，吃500克蔬菜，三者只要满足其一，就可以满足普通人所需要的钙，没有必要用钙剂来补钙。如果膳食钙的摄入量达不到推荐值，就非常有必要服用钙剂了。

不同人群对钙的需求量是不同的，普通人的推荐摄入量是800毫克，如果没有喝奶的习惯，又不能调整自己的膳食结构，这时就需要补充钙剂了，一般建议补充的剂量以每天300毫克～600毫克为宜。

对于2周岁前的幼儿来说，奶是主要食物，只要每天饮奶量超过500毫升，基本就不用额外补钙。

孕妇对钙的需求量比正常人多，有时候虽然食谱中膳食钙达到了推荐值，但还是出现了缺钙的症状，比如小腿抽筋、牙齿松动、血钙降低等，那就应该用钙剂补钙，一般建议每日补充600毫克，同时补充维生素D促进钙的吸收。

学龄儿童和青春期的未成年人正处于生长发育高峰期，钙需要量比较大，再加上饮食已经向成人靠拢，奶摄入量会下降，往往会出现钙摄入量达不到推荐量的情况，这时候可以采取在正常饮食的基础上适量补充钙剂的策略，以保证钙的充足摄入。

对于特殊人群，比如佝偻病和骨质疏松患者，不论食谱如何，都应该服用钙剂和维生素D，具体剂量要遵医嘱。

至于该选什么形式的钙补充剂，钙片还是液体钙，有机钙还是无机钙，目前主流的观点认为，只要钙摄入量达标，什么样的形式都可以，只要是正规、合格的产品都可以达到补钙的目的，这个可以依据自己的喜好去选择。钙补充剂在剂量上选择每片300毫克～600毫克的为宜。

DHA 补充的目的不一样，

补充剂的选择也有区别

DHA对宝妈们来说一点儿都不陌生，这是一种特殊类型的脂肪酸，被称为脑黄金，对大脑和视网膜的发育非常重要。从胎儿较快发育时就应当重点关注DHA的补充，《中国居民膳食指南（2016）》推荐，孕妇在孕中期及孕晚期要补充的长链多不饱和脂肪酸，指的就是DHA。世界卫生组织和联合国粮农组织联合脂肪专家委员会建议，孕妇每天应摄入300毫克DHA+EPA，其中DHA至少为200毫克。

DHA含量较高的食物有鱼类、蛋黄、海藻等，亚麻籽油、紫苏籽油等提供的α-亚麻酸，在体内也可部分转化成DHA。普通人通过多吃鱼的方式，完全可以满足身体对DHA的需求，即便是孕妇在孕中期之前每周吃2~3次富脂鱼，比如三文鱼、鲭鱼、小黄鱼，就可以满足DHA的需求。

孕晚期的孕妇DHA需求量增大，为了降低摄入不足的风险，在多吃鱼之外吃点DHA补充剂是最好的选择。适合孕妇的补充剂是藻油制品或者特殊精炼鱼油制品，这种制品中DHA含量高而EPA含量低。

DHA不仅对神经系统发育有益，还对血脂代谢有益，能有效地降低血脂。《高甘油三酯血症及其心血管风险管理专家共识（2017）》中强调，"高纯度和一定剂量的DHA+EPA，每天2克~4克能有效降低血清T水平"，对于血脂异常，尤其是甘油三酯超标的老年人，通过额外补充高纯度的鱼油，可以降低血液甘油三酯30%～40%。不过这种高纯度和高剂量，显然是食物达不到的，只能使用补充剂才行。选择这类补充剂不必区分DHA和EPA，市面上普通的鱼油制品即可，通常这类鱼油制品中EPA的含量更高些。

所以，DHA补充剂的选择完全取决于目的，如果作为支持生长发育的营养素来说，可以考虑高DHA含量的精炼鱼油或者藻油制品；如果作为调节血脂的保健品来说，只要是高纯度的鱼油补充剂就可以。另外，鱼油和鱼肝油是有区别的，鱼肝油是维生素A和维生素D的补充剂，购买时别把鱼油错买成鱼肝油。

铁：
只有缺铁风险高的人群才有必要服用铁剂

铁是合成血红蛋白的主要原料之一，补铁是防治缺铁性贫血的主要手段，孕产妇、婴幼儿、老年人、素食者尤其容易发生缺铁性贫血。但是补铁需要特别谨慎，因为铁摄入过多对健康是有害的，所以在不缺铁的时候无须特意补铁，大部分人也没有必要预防性地使用铁剂补铁。

那需不需要补铁靠什么判断呢？很简单，血常规！如果经检测已经发生缺铁性贫血或者缺铁了，不论日常饮食如何都应及时服用补铁的药物或者补充剂。待贫血纠正后，可以继续少量服用铁补充剂维持治疗，或者靠饮食补充即可，具体需要遵医嘱。

只有缺铁风险比较高的人群才有必要服用补充剂，比如孕妇到孕中后期，有一部分人会贫血，可以适量吃点儿铁补充剂来预防；预计术后造成铁大量流失和消耗的病人、溃疡病人等，都有必要额外补充铁剂。其他人如无医嘱，不要盲目服用铁剂。

铁剂种类较多，如果是治疗缺铁性贫血，每天的剂量会很大，并且应选用只含铁的补铁药物，以减少其他矿物质的干扰，补充速度快；如果只是为了预防或者维持治疗，补铁剂量就小得多，既可选用药物，也可以用保健品补充剂，可以是只含有铁的补充剂，也可用含多种维生素和矿物质的复合补充剂。服用补铁药物或补充剂时，最好同时每天服用300毫克～900毫克维生素C，以促进铁的吸收。

当然，不管是治疗还是预防，不能把所有的希望都寄托在补充剂上，还要积极地改善饮食，多吃富含铁的食物。食物当中铁的最好来源是瘦肉、动物血液和肝脏，每天红肉的摄入量至少为50克，这样双管齐下，效果更好。最后再强调一下，补铁一定要注意剂量，补铁的时候要定期监测，及时停药或减量至维持量，正常人如无必要不可随意乱补。

碘：

患有甲状腺疾病应让医生判断是否需要补碘

碘是人体合成甲状腺激素的主要原料之一，它对人的发育和正常的代谢都很重要，如果出现缺乏后果很严重。

　　对正常人来说，基本不存在碘摄入不足的问题，因为我们吃的食用盐就是加碘的，每天6克的用盐量，完全能满足普通人对碘的需求。需要关注碘摄入量的人群是对碘需求增加的孕妇。孕妇碘的每日需求量比常人要多90微克～110微克，孕妇不能缺碘，否则可能会对宝宝的大脑和神经发育造成负面的影响。大脑和神经系统发育早期的损害通常是不可逆转的，并且会对孩子以后的智力造成影响。《中国居民膳食指南（2016）》中建议备孕妇女"选用碘盐，吃含碘丰富的食物"。换句话说，孕妇不但要吃加碘盐，每周还应吃1～2次富含碘的食物，这样才能满足需求，富含碘的食物有海带、紫菜、海鱼、贝类等。如果做不到这些，那就需要额外补充一些含碘补充剂。不过，值得注意的是，很多孕妇服用的复合维生素中含有足量的碘，要注意碘的总体摄入量。

　　患有甲状腺疾病或者甲状腺功能异常的人，在补碘的问题上比较复杂，有的甲亢，有的甲减，有的功能没问题但是有结节，碘的摄入会影响疾病的进程。这类人群应该去医院做详细检查，让医生来判断是否需要补碘，以及是否可以食用碘盐。

维生素矿物质复合补充剂：
普通人群没有必要补充

　　维生素矿物质复合补充剂，经常是由十几种乃至几十种元素复合而成，甚至有针对不同人群而有所侧重的配方，如老年人专用的善存银片，儿童专用的小儿善存，孕期准妈妈们吃的玛特纳、爱乐维等。对于普通人来说，没有太大必要补充复合维生素矿物质，对于特殊人群才有一定的意义，比如，饮食状况不太理想的老年人，他们的食物摄入量比较少、种类相对单一，可以考虑复合型补充剂补充营养素；孕妇在孕期对各种营养需求量都有所增加，一旦出现缺乏会导致不可挽回的后果，所以吃点复合型补充剂总体加强一下营养素很有必要；此外，那些经常在外就餐，饮食不规律、食物种类摄入不够全面的上班族，也有必要适量补充复合型补充剂来弥补膳食之不足。但要注意在补充复合型补充剂时要选择合适的剂量，绝对不是越多越好，也不是越全越好，如果自己搞不懂应该选用哪些种类或多大剂量，可咨询营养师或医师，听从他们的专业指导。

上面我们介绍了几款常见的营养补充剂，可以肯定地说，并不是所有人都需要补充营养补充剂，也不是所有人都不需要补充营养补充剂。从道理上来讲，普通人只要把日常饮食搭配好，就几乎可以获得人体全部所需的营养素，只是有一些特殊人群对待某些特殊营养素，才会不管饮食如何都需要用补充剂来保证万无一失。对于补充剂可以理解为饮食不足的无奈选择，万万不要因为服用了营养补充剂就有恃无恐，忽视一日三餐的营养搭配或放任自己多吃毫无营养价值的食物。当然，现实生活中并非人人都有超强的自控力让饮食达到理想状态，那么在尽量改善食物搭配的同时服用营养补充剂，采用"食物+营养补充剂"的模式，也不失为降低营养素缺乏风险的最佳策略。

关键词解析

●营养补充剂

营养补充剂主要用于补充维生素、矿物质等不以提供能量为目的的产品。其作用是补充膳食中供给的不足，预防营养缺乏和降低发生某些慢性退行性疾病的危险性。

●乳清蛋白

乳清蛋白是从牛奶中分离提取出来的一种蛋白质，是蛋白质中的精品，它含有人体所需的所有必需氨基酸，其氨基酸组成模式与骨骼肌中的氨基酸组成模式几乎完全一致，极其容易被人体所吸收。

●缺铁性贫血

缺铁性贫血是一种常见的营养缺乏病，当机体对铁的需求与供给失衡，导致体内贮存铁耗尽，继之红细胞内铁缺乏，最终引起缺铁性贫血。

●骨质疏松

骨质疏松常见于老年人，他们因钙缺乏、激素减少、运动不足等因素导致钙、磷代谢障碍，引起骨骼微结构破坏、骨密度下降，是一种全身性的骨病。

关键营养信息

❶ 补充剂的使用策略，需要结合个人的需求、饮食和身体状况来制订，怎么吃、吃什么样的，是很个性化的问题，最好咨询营养师等专业人员。

❷ 对于大多数的普通人来说，不管每天晒太阳的情况如何，都建议额外服用维生素 D 补充剂 400IU。

❸ 对蛋白质需求量比较大，仅靠饮食又无法获取足够蛋白质的人，补充蛋白粉是一个方便有效的途径。

❹ 益生菌定植于肠道，有助于抑制潜在的病原菌、增强肠道屏障功能、抑制炎症及调节免疫反应等。所有人都需要关注肠道菌群健康。

❺ 如果膳食钙的摄入量达不到推荐值，则有必要服用钙片。

❻ DHA 不仅对神经系统发育有益，还对血脂代谢有益，能有效地降低血脂。

❼ 除非患有缺铁性贫血或有其他缺铁的证据，否则不要轻易服用含铁的补充剂，铁过载危害健康。

❽ 碘是人体合成甲状腺激素的关键原料，对人体的发育和代谢都很重要。碘缺乏后果很严重。